PRÉPARATION

des Infirmières de la S. F. S. B. M.

A LA

LUTTE ANTITUBERCULEUSE

COURS du Docteur H. KRESSER

Médecin de l'Hôpital-École

(Avril-Mai 1918)

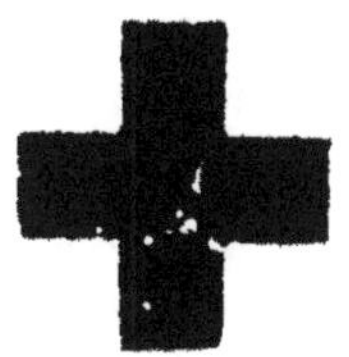

PARIS

Société Française de Secours aux Blessés Militaires

21, rue François-Ier

—

1919

AVANT-PROPOS

Bien que la guerre ait concentré les efforts de la « Société de Secours aux Blessés militaires des Armées de terre et de mer » sur la noble tâche que son seul titre définit si précisément, elle a tenu à ne pas différer jusqu'à la cessation des hostilités sa participation à la lutte contre la tuberculose, participation dont l'obligation lui était apparue dès 1914 comme un impérieux devoir.

Chargé par sa Commission Médicale et de l'Enseignement, d'inaugurer cette participation par une préparation théorique spéciale des Infirmières à la Lutte antituberculeuse, nous nous sommes efforcé de remplir cette mission au cours des huit Leçons réunies dans cet opuscule, et dont le fond et la forme se ressentent malheureusement du peu de loisir que nous laissent actuellement nos occupations militaires.

Cette tâche nous a été, nous avons plaisir à le dire ici, grandement facilitée par la compilation de différentes publications, en particulier du « Guide Pratique du Visiteur et de la Visiteuse » édité par le Comité d'Assistance aux Militaires tuberculeux, et des « Cours » faits sur le même sujet dans différents établissements de la Croix-Rouge, par nos éminents confrères, les Docteurs Guinard, Kuss et Clavel. Les larges emprunts que nous n'avons pas craint de leur faire ne sont qu'un témoignage rendu à leur autorité.

Si hâtive qu'ait été, par la faute des circonstances, la rédaction de ces leçons, nous espérons y avoir condensé toutes les notions indispensables aux infirmières désireuses de prendre part à la lutte sociale contre le péril tuberculeux, sans sortir du rôle modeste de collaboratrices du médecin, et de celui, plus glorieux, d'auxiliaires de la Société.

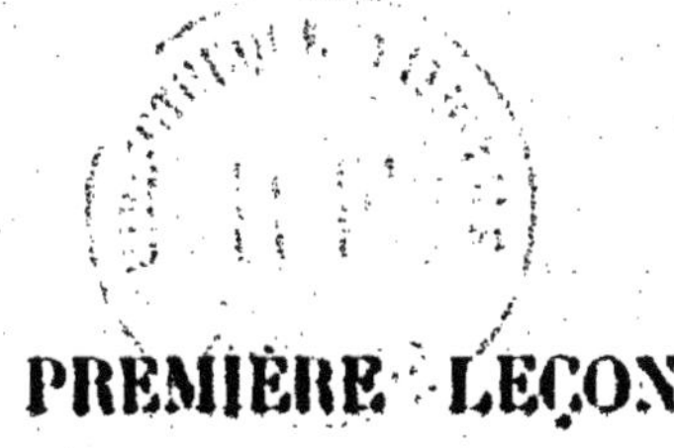

PREMIÈRE LEÇON

PREMIÈRE LEÇON

La Tuberculose, maladie contagieuse et danger social. — Les risques imaginaires et réels de contagion. — Importance de la prophylaxie antituberculeuse. — Rôle de la femme et de l'infirmière dans la lutte antituberculeuse.

LA TUBERCULOSE, MALADIE CONTAGIEUSE ET DANGER SOCIAL.

La tuberculose n'est pas une nouveauté pathologique des temps modernes : 460 ans avant Jésus-Christ, Hippocrate la décrivait déjà sous le nom de « phtisie », tiré d'un mot grec qui signifie « consomption ».

Mais cette maladie a pris de nos jours une telle extension, qu'elle doit être considérée comme un des pires fléaux de notre humanité. Et les ravages qu'elle exerce en France sur la population, ravages d'autant plus redoutables qu'ils affectent des individus dans toute la force de l'âge, sont si considérables, que les statistiques du Ministère de l'Intérieur leur attribuent la mort de 42 pour 100 des français qui décèdent de 20 à 30 ans.

Dans les années qui ont précédé la guerre, la tuberculose faisait dans notre pays près de 100.000 victimes par an, exactement, d'après « l'annuaire statistique » de 1910, publié en 1911, 3.376 décès par tuberculose pour 1 million d'habitants, et si, à la suite des premiers efforts tentés pour la combattre, ce chiffre commençait en 1913-1914 à s'abaisser, il est malheureusement probable, qu'il se relèvera notablement au cours de la période qui suivra les hostilités.

Ce n'est pas, comme on serait tenté de le croire, par suite des fatigues et des intempéries supportées par nos soldats dans les tranchées, mais plutôt par suite des circonstances qui favorisent étrangement la propagation de la tuberculose parmi les populations de l'arrière, c'est-à-dire le surmenage et la promiscuité des agglomérations ouvrières, la participation des femmes et des enfants aux manipulations malsaines des produits chimiques, comme ceux qui servent à la fabrication des explosifs et des gaz toxiques, et, par-dessus tout, les progrès effrayants de l'alcoolisme chez les individus de tout âge et de tout sexe, progrès dûs à la lamentable contagion du mauvais exemple, à la facilité d'un gain excessif, et aussi, malheureusement, à l'aveugle indifférence des pouvoirs publics.

Surpeuplement, mauvaise hygiène, surmenage, alcoolisme, tels sont en effet, les grands facteurs sociaux, qui, indirectement, mais fatalement, concourent à l'accroissement de la tuberculose, et c'est ce qui explique pourquoi cet accroissement atteint son maximum dans les départements de « Seine et de Seine-et-Oise », surpeuplés de travailleurs employés dans les Industries de guerre, et dans les départements Bretons, où l'alcoolisme sévit avec une particulière intensité.

Mais la tuberculose n'augmente pas seulement de fréquence. Les cas si nombreux qu'on en observe actuellement, paraissent, en outre, présenter une gravité beaucoup plus grande que naguère et la mortalité chez les tuberculeux militaires est réellement effrayante.

Dans la plupart des établissements où on soigne des tuberculeux, la proportion des décès, par rapport aux cas traités, a presque *triplé* pendant la troisième année de guerre, ce que n'expliquent que trop bien et l'insuffisance numérique des places disponibles dans les hôpitaux spéciaux pour les malades de ce genre, places réservées en conséquence aux seuls cas les plus avancés, et la négligence des intéressés, qui, quand ils appartiennent au contingent civil, entraînés par les nécessités de la production, le vertige de l'émulation, et, trop souvent peut-être, par l'attrait de salaires inusités, attendent pour se présenter au médecin que la maladie ait atteint la période où elle devient difficilement curable.

Le mot de *danger social* n'a donc rien d'exagéré au regard de la *tuberculose,* ennemi d'avant-guerre, que la guerre n'aura rendu que plus puissant, et qui, aussi sournois et aussi cruel que le Boche, menace plus que lui l'avenir de notre Pays : car le Boche aura depuis longtemps été chassé de notre territoire, que le mal tuberculeux fauchera encore chez nous, plus sûrement que les bombes et les obus, hommes, femmes et enfants.

Il faut donc nous préparer à vaincre l'un comme nos armées s'apprêtent à vaincre l'autre, et, pour cela, il faut avoir le courage de regarder l'ennemi en face, afin d'étudier sa nature et ses moyens d'action et de rechercher les moyens de le combattre.

Nous avons vu tout à l'heure que la tuberculose, au moins sous sa *forme* pulmonaire, était connue depuis la plus haute antiquité, mais on confondait sous ce nom un certain nombre d'autres maladies, et ce n'est qu'au commencement du XIXe siècle que le grand Laënnec, médecin français, innovateur de l'auscultation, démontra le rôle essentiel joué par le *tubercule* dans cette maladie, et donna ainsi à cette dernière son caractère d'identité.

Un autre Français, Villemin, professeur au Val-de-Grâce, fit connaître en 1865 à l'Académie de Médecine les expériences qui lui avaient permis d'inoculer, à l'aide de crachats tuberculeux, la tuberculose à des animaux, ce qui faisait pressentir la nature contagieuse de cette affection.

Enfin, en 1882, l'Allemand Robert Koch confirmait les découvertes de ces précurseurs français en mettant en évidence dans les produits tuberculeux, grâce à l'emploi d'une coloration spéciale, un petit bâtonnet, qu'il réussit à cultiver et qui fut désormais universellement appelé le « bacille de Koch ».

L'ennemi est donc connu. On sait que c'est le « bacille de Koch » qui est l'agent infiniment petit de la tuberculose, ou *bacillose*, et que c'est par lui que s'effectue la contagion.

Mais de ce que la maladie est « contagieuse », nous pouvons inférer, et c'est fort heureux, qu'elle est aussi « évitable », puisqu'il suffit de savoir comment le bacille de Koch se transmet d'un individu malade à un individu sain pour déterminer les moyens d'éviter cette transmission ou d'en diminuer les risques.

LES RISQUES IMAGINAIRES ET LES RISQUES RÉELS DE CONTAGION.

Nous touchons ici à un des côtés les plus importants de l'étude que nous avons entreprise. De cette question de la transmission bacillaire, de la *contagiosité de la Tuberculose*, vont découler en effet tous les moyens que nous proposerons pour défendre la société contre le fléau.

Quand on part en guerre contre un ennemi comme celui que je viens de vous dénoncer, il ne faut pas en effet s'exagérer sa puissance ni la sous-estimer, mais bien l'estimer à sa juste valeur.

Or, la crainte excessive de la *contagion tuberculeuse*, ce que les médecins appellent la *Tuberculophobie*, c'est-à-dire une terreur irraisonnée et maladive, qu'ailleurs on appellerait la « frousse », est déplorablement répandue de nos jours. Et cela est fort fâcheux, car cette crainte excessive a de redoutables conséquences : Elle crée autour des tuberculeux une atmosphère de méfiance, qui écarte d'eux leurs parents, leurs amis, ceux qui les emploient ou qui travaillent à leurs côtés, qui les incite à cacher leur maladie, à éviter les examens médicaux et à dissimuler les symptômes qu'ils ressentent.

Pis que cela, elle éloigne d'eux ceux qui auraient pu les secourir, et il est des médecins qui se sont vus à la veille de renoncer à la création d'un Dispensaire anti-tuberculeux, parce qu'on leur objectait que les familles des infirmières dont ils sollicitaient la collaboration auraient pu craindre pour ces dernières une fatale contamination.

Eh bien, il en est de ce danger de contagion comme de celui des batailles. Tel qui s'est « embusqué » pour s'y soustraire se fait tuer sans gloire à l'arrière par une bombe de Gotha. De même, telle infirmière qui ne serait entrée qu'en tremblant dans un « hôpital de tuberculeux », contracte la terrible maladie dans son entourage ou au hasard d'une cohabitation passagère.

Dans un cas comme dans l'autre, il faut faire son devoir, quitte à ne pas commettre d'inutile imprudence, à ne pas risquer sans nécessité la tête au-dessus du parapet, à ne pas oublier son casque, et à mettre son masque au bon moment.

Or, de même que toutes les balles ne tuent pas, tous les *bacilles de Koch* disséminés au dehors par les tuberculeux ne donnent pas la tuberculose et voici pourquoi :

D'abord, *ces bacilles ne sont pas extrêmement résistants aux causes extérieures de destruction;* ils ne peuvent vivre *indéfiniment* dans le milieu ambiant, *même à l'obscurité.*

Ensuite, ces mêmes *bacilles ne pénètrent pas aussi facilement dans l'économie que beaucoup d'autres microorganismes,* auxquels il suffit d'une minime érosion de la peau ou des muqueuses pour s'y insinuer et y proliférer. La transmission de la tuberculose par la voie cutanée, par exemple, est excessivement rare, hors le cas d'inoculation directe, comme celui du médecin qui se blesse au cours d'une expérience ou d'une opération, avec un instrument souillé de produits tuberculeux. Et encore, dans cette occurence, la maladie reste-t-elle le plus souvent localisée au point inoculé.

Enfin, *les individus qui vivent au voisinage d'un tuberculeux contagionnant, ne contractent eux mêmes la tuberculose que s'ils ont avec lui des contacts répétés ou prolongés,* ou s'ils séjournent très longtemps dans le local infecté, sans prendre les soins de propreté élémentaire et les précautions hygiéniques qui constituent, ainsi que nous le verrons par la suite, la base même de la *Prophylaxie antituberculeuse.*

La tuberculose, pour contagieuse qu'elle soit, l'est donc infiniment moins que beaucoup d'autres maladies infectieuses, telles la scarlatine, la rougeole, la diphtérie, la variole, le typhus, qui peuvent se transmettre par un contact éphémère; et la crainte de la contamination par un bref séjour au dispensaire, à l'hôpital ou au sanatorium est aussi ridicule qu'injustifiée.

Elle est indigne des courageuses infirmières que vous êtes, et vous ne vous y arrêterez pas.

N'allez pas cependant tomber d'un excès dans l'autre et de la peur exagérée à une vaine témérité.

Les *risques réels* de la contagion tuberculeuse ne sont que trop démontrés par la prodigieuse extension de cette maladie, et c'est précisément pour concourir à l'enrayer qu'il sied de les bien connaître et d'en supputer exactement la fréquence et la gravité.

Ces risques sont représentés par les *chances de transmission d'un individu tuberculeux à un individu sain d'un nombre considérable de bacilles,* en d'autres termes par *la possibilité d'une contagion bacillaire intense.*

Ceci nous amène à faire justice d'un certain nombre de croyances erronées, fréquemment admises, touchant le mode de transmission de la tuberculose.

On entend dire souvent, par exemple, qu'une prédisposition héréditaire, qu'un état de moindre résistance de l'organisme dû à une maladie, à la fatigue, au surmenage, à l'alcoolisme, à la dénutrition, à une mauvaise hygiène, créent (que ces circonstances soient isolées ou associées), un terrain favorable à l'ensemencement de la tuberculose, et qu'il suffit alors de la rencontre d'un de ces bacilles qu'on suppose répandus partout autour de nous pour déterminer l'éclosion de la maladie.

On paraît ainsi supposer que la *graine tuberculeuse* est si abondamment disséminée autour de nous, principalement dans les grandes villes, que nous sommes tous, surtout nous autres citadins, ensemencés, *en état de tuberculose latente,* et qu'il ne faille que l'intervention d'une des causes favorisantes que je viens d'énumérer pour que la graine lève et que la tuberculose se développe.

Il n'y a peut-être là qu'une erreur d'interprétation, et ces croyances sont d'ailleurs encore partagées à l'heure actuelle par un certain nombre de médecins; mais, comme cette façon d'envisager la question de la contagion de la tuberculose pourrait vous conduire, d'une part à exagérer le danger couru par les sujets en état de réceptivité, d'autre part à exagérer la sécurité impartie aux sujets vigoureux et résistants, il est nécessaire de bien mettre au point ces importantes notions.

Voici, d'après les opinions les plus autorisées, ce qu'on peut admettre comme la vérité scientifique à ce sujet :

1° Les poussières du sol et de l'air, même dans les endroits les plus fréquentés des grandes villes, ne contiennent que très rarement les germes de la tuberculose, et ceux-ci ne s'y rencontrent le plus souvent, ni en quantité ni en état de virulence suffisants pour offrir un risque de contagion.

2° Les prédispositions héréditaires ou acquises ne constituent que des facteurs favorables à l'évolution de la maladie, et un individu parfaitement bien portant peut contracter la tuberculose tout aussi bien qu'un individu affaibli.

3° Seuls un ensemencement abondant de bacilles, une contamination bacillaire intense, sont capables, dans la grande majorité des cas, de provoquer l'éclosion de la tuberculose chez un individu jusque-là indemne.

Je pense que vos idées sont maintenant bien fixées sur la valeur des risques de contagion.

De ce que la *transmission des germes tuberculeux* doive être intense pour provoquer cette contagion, vous pouvez dès maintenant conclure que cette dernière puisse non seulement *n'être pas fatale,* mais être encore aisément évitable.

Je reviendrai au cours de ces leçons sur la façon dont se produisent ces *contaminations intenses,* principaux facteurs de la contagion tuberculeuse. Qu'il vous suffise de savoir aujourd'hui qu'elles relèvent des trois principales causes suivantes :

1° *Ingestion répétée d'aliments renfermant des bacilles en abondance,* comme le lait cru des vaches tuberculeuses, par exemple. C'est une des causes qui interviennent le plus rarement.

2° *Séjour prolongé dans un local contaminé.*

3° *Cohabitation prolongée avec un tuberculeux contagionnant.*

Vous voyez que le danger de contagion, pour limité que nous le connaissions maintenant, est encore suffisamment sérieux et fréquent, surtout pour les personnes appelées par leur profession ou leur dévouement à approcher les tuberculeux contagionnants et à leur donner des soins.

Préparation des Infirmières de la S. F. S. B. M.
A LA LUTTE ANTITUBERCULEUSE

Fort heureusement, l'expérience nous enseigne que c'est précisément ceux-là qui paient à la maladie le moins lourd tribut, et que rien n'est plus rare que la contagion tuberculeuse, au dispensaire, à l'hôpital, au sanatorium, soit parmi l'entourage des malades, soit parmi le personnel médical et infirmier.

Pourquoi? *Parce que, partout où les règles indispensables d'hygiène générale et de prophylaxie spéciale sont observées, sans restriction et sans défaillance, chacun peut vivre sans aucun danger au milieu de tuberculeux largement émetteurs de bacilles.*

Je vous enseignerai plus tard dans le détail les principes de la *Prophylaxie antituberculeuse*, c'est-à-dire de l'ensemble des mesures susceptibles d'empêcher la transmission de la tuberculose, mais ce que je viens de vous dire suffit à vous en souligner l'importance, puisque vous savez maintenant :

1° *Que la tuberculose, véritable danger social, est une maladie contagieuse, qui se transmet par l'intermédiaire du bacille de Koch.*

2° *Que cette transmission peut s'effectuer à tout individu, même vigoureux et bien portant, si des bacilles de Koch en nombre considérable et en état de virulence pénètrent dans son organisme.*

3° Que cette transmission est *évitable* si les individus atteints et les individus sains observent les règles de la *Prophylaxie antituberculeuse.*

ROLE DE LA FEMME, ET EN PARTICULIER DE L'INFIRMIÈRE DANS LA LUTTE ANTI-TUBERCULEUSE.

Il me reste, avant de terminer, à vous expliquer pourquoi, nous, médecins, nous comptons sur vous, infirmières, pour nous aider spécialement dans cette œuvre de salut commun qu'est la lutte anti-tuberculeuse.

Celle-ci, pour aboutir au succès, doit débuter par une campagne en faveur de l'hygiène, de l'hygiène physique et morale.

J'ai fait allusion, au début de cette leçon, aux causes sociales de l'inquiétante extension de la tuberculose, surpeuplement, mauvaise hygiène, surmenage, alcoolisme.

Ces causes favorisent en effet, puissamment, la production de la *contamination bacillaire intense*, cause la plus commune, suffisante, sinon nécessaire, de la contagion tuberculeuse.

C'est parce que les grandes villes sont surpeuplées, parce que la classe ouvrière s'y entasse dans des logis étroits, mal éclairés, mal aérés, mal tenus, où l'homme, la femme et les enfants, surmenés par un labeur écrasant, après avoir bu et mangé dans des ustensiles malpropres et mis en commun, s'abattent le soir, serrés les uns contre les autres, sur des lits souillés, au milieu de vêtements et de linges sales, que le transfert des bacilles s'y opère pour ainsi dire « à bout portant » avec une sûreté meurtrière.

Et c'est aussi parce que le mari boit, quand la femme ne partage pas son vice, que le ménage et la famille demeurent condamnés à l'existence du taudis.

Avant donc d'être mieux instruites de tous les moyens spécifiques propres à lutter contre la tuberculose, vous pouvez dès maintenant prendre part à cette campagne d'hygiène. Faites le sans délai : le péril est si grave que le remède est urgent. Ne perdez pas une occasion : il suffit pour cela de penser constamment à la grandeur de la mission que vous remplirez ainsi.

A vous donc, Mesdames, de faire la leçon aux domestiques de la maison, au personnel du château, aux gens de la ferme et aux travailleurs de l'usine. A vous, mes Sœurs, qui vous mêlez à l'école, à l'orphelinat, à la crèche, à l'hôpital, au peuple des faubourgs, d'y répandre la bonne parole.

De femme à femme, les conseils portent, et, par l'épouse et la mère, on touche le mari et les enfants.

Que de choses à dire, sans entrer dans le domaine de la prophylaxie proprement dite !

Conseillez à la femme de rechercher pour les siens un logement hygiénique, de le rendre attrayant, propre, et mieux, coquet, si bien que l'homme s'y plaise assez pour ne plus se sentir attiré par le cabaret.

Que la femme lutte de psychologie avec le « mastroquet », qui guette la pratique derrière son comptoir où la lumière des lustres se reflète, dans l'acajou et le zinc brillamment astiqués, comme le soleil dans un miroir à alouettes.

Apprenez lui, à cette femme, les bonnes recettes qui rendent le repas appétissant, sans surcroit de dépenses, et rendent vains les prétextes d'apéritif. Démontrez-lui que pour le prix d'inutiles parures et de colifichets superflus on peut acquérir assez d'ustensiles de ménage pour que chacun ait, à table, son verre, son assiette et son couvert. Expliquez lui que les quelques sous que peuvent lui rapporter un travail pénible à l'extérieur sont loin de compenser les économies que la ménagère réalise, en restant chez elle, à entretenir et à faire prospérer son intérieur, et que, si le mari rapporte sa paie toute entière au logis, elle peut suffire aux besoins de la communauté.

Ceci, vous pouvez le faire, en tant que femmes, sans autre guide que votre bon sens, de bons principes, et la volonté de faire le Bien.

Mais c'est peu encore, au regard de ce que vous pourrez faire comme infirmières, et ce que vous êtes décidées à faire, puisque, en venant ici, vous témoignez implicitement de votre désir de participer, dans la mesure de vos moyens, à la lutte qu'il faut, à tout prix, entreprendre contre le fléau qui menace notre pays.

Néanmoins, rien de ce que je vais m'efforcer de vous apprendre au cours de ces leçons ne vous serait réellement utile et ne servirait effectivement au bien de la société, si vous ne preniez de suite une résolution héroïque : *Entrer en contact avec les tuberculeux.*

Je vous l'ai dit d'ailleurs — et cela ne diminuera en rien votre mérite : *il n'y a aucun danger à cela.* Mais il faut s'affranchir des préjugés... et aussi maîtriser ses nerfs.

Une considération, au surplus, vous déciderait, si vous éprouviez encore quelque hésitation : *Nous avons, nous médecins, absolument besoin de vous.*

Et cela, parce que vous seules pourrez dépister et nous amener le tuberculeux, le tuberculeux qui se cache parce qu'il a peur de nous, peur surtout de la révélation de sa maladie, peur des remèdes qu'il faudra prendre, des prescriptions difficiles à suivre faute de les comprendre..... ou faute d'argent. Parce que, vous, infirmières de la Croix-Rouge, dont la guerre vient de si noblement populariser le blanc costume, vous pénétrerez en amies chez le malade, où le médecin..... s'il en avait le temps, ne pénétrerait que sous un soupçon d'inquisition.

La fiche que vous remplirez là dépouillera entre vos mains sa froide apparence statistique, et, même, éveillera des espoirs de bienfaisante assistance.

Vous nous rendrez, au dispensaire, des services non moins précieux, en y pratiquant des *piqûres* qui sembleront moins « chirurgicales », en commentant avec douceur et patience nos prescriptions, en tranchant, avec votre expérience de ménagères, les petites difficultés soulevées par nos recommandations touchant l'isolement des malades, leur cure de repos, la désinfection de leur linge et des locaux, en faisant accepter, avec un sourire, le crachoir de poche comme un petit cadeau de fantaisie. Vous provoquerez enfin cette confiance spontanée, qui fait que tous ceux qui souffrent, moralement ou physiquement, s'ouvrent plus volontiers de leur misère à l'infirmière qu'au médecin, parce qu'en la première ils retrouvent quelque chose de la mère ou de la sœur.

Et vous serez aussi nos agents de liaison avec toutes les œuvres, de préservation, d'assistance, de placement, de convalescence, destinées aux tuberculeux et à leurs familles, et avec lesquelles vos loisirs, vos relations, vous permettront, mieux qu'à nous, de conserver un précieux et permanent contact.

Vous concevez maintenant l'importance du rôle dont vous serez chargées dans la lutte contre la tuberculose, et pourquoi nous désirons vous y préparer soigneusement.

Il est donc indispensable, non pas de vous donner un enseignement médical, (dont, dans cet hôpital, on s'est toujours gardé comme d'un danger doublé d'un ridicule), mais de vous instruire de tout ce que vous devez savoir, pour seconder utilement le médecin.

Ce sera l'objet des quelques leçons, qu'on m'a fait l'honneur de me confier.

Nous y étudierons successivement : les caractères de l'agent microbien de la tuberculose, le bacille de Koch, les lésions qu'il détermine dans l'organisme et leurs principales localisations, l'évolution de la plus fréquente des tuberculoses : la phtisie pulmonaire, comment s'opère la transmission de la maladie, sa prophylaxie familiale, hospitalière et sociale, et enfin ce que l'infirmière doit savoir de son traitement et de celui de ses accidents et de ses complications.

DEUXIÈME LEÇON

DEUXIÈME LEÇON

Le bacille de Koch, agent microbien de la tuberculose, et sa toxine. — Où et comment se décèle leur présence.

(Examens bactériologiques et inoculations aux animaux.)

LE BACILLE DE KOCH ET SA TOXINE.

Nous avons vu au cours de la dernière leçon que l'agent de la tuberculose avait été découvert et cultivé, c'est-à-dire élevé en laboratoire dans des milieux de culture appropriés, par Koch en 1882. *Le bacille de Koch* se présente, dans les produits tuberculeux et dans les cultures, sous la forme de petits bâtonnets grêles, granuleux ou homogènes et plus ou moins allongés. L'espèce *courte* mesure de 2 à 3 millièmes de millimètres de longueur, et l'espèce *longue*, de 4 à 7 millièmes de millimètres. Vous voyez que c'est là un ennemi qui, bien que terrible, n'a rien des proportions d'un Goliath et mérite littéralement le nom d'infiniment petit.

Ces bâtonnets sont revêtus d'une enveloppe cireuse, véritable cuirasse de graisse, qui les protège contre un certain nombre de causes de destruction, telles que l'action de l'eau, de l'alcool, des acides ou de la putréfaction, à des degrés variables, et à laquelle le bacille de Koch doit, ainsi que vous le verrez tout à l'heure, une *résistance qui, sans être illimitée, est cependant supérieure à celles d'un certain nombre d'autres espèces microbiennes.*

C'est le bacille de Koch qui, par sa présence dans l'organisme, y détermine les lésions de la tuberculose; mais il est aidé dans son rôle néfaste par des substances qu'il renferme en abondance, sortes de poisons, qu'on réunit sous le nom de *toxine* ou de *tuberculine.*

Les unes, *contenues dans la substance adipo-cireuse* du corps bacillaire, exercent leur action toxique sur les cellules de l'organisme qui sont en contact immédiat avec le bacille, et les tuent, amenant ainsi la destruction, la *nécrose,* des tissus qui constituent ces cellules.

Les autres sont des produits solubles, en quelque sorte sécrétés par le bacille; elles exercent à grande distance leurs ravages, car ces *toxines solubles,* charriées par le sang ou la lymphe, se diffusent dans toute l'économie et y produisent des symptômes graves d'*inflammation toxique,* d'intoxication générale.

Ces toxines, qui imprègnent la substance du bacille, sont d'autant plus redoutables qu'*elles survivent même à la mort du microbe* et peuvent continuer pendant longtemps à rester nuisibles et dangereuses.

Ces différents modes d'action du *bacille et de sa toxine* vous aideront à comprendre pourquoi dans la *tuberculose pulmonaire,* par exemple, il existe des *lésions locales* amenant la destruction d'une partie du poumon, qui sont dues à la présence matérielle du bacille et de ses enveloppes, et des *phénomènes pathologiques généraux,* comme la fièvre, l'amaigrissement, la perte des forces et celle de l'appétit, qui sont causés par ses *toxines solubles* distribuées dans tout l'organisme.

Par cela même, vous pouvez aussi imaginer pourquoi la guérison de la tuberculose est difficile à obtenir, quand, les bacilles ayant pu se multiplier longuement, les tubercules dont ils provoquent la formation ont envahi de larges territoires de tissus organiques et sont devenus, grâce aux bacilles qu'ils renferment et *même si ceux-ci ont cessé de vivre,* autant de laboratoires des poisons solubles qui imprègnent les régions de l'économie les plus éloignées.

Conditions qui favorisent l'existence du bacille de Koch ou sa destruction. — Il est indispensable, maintenant que nous connaissons l'agent de la tuberculose et ses caractères particuliers, d'étudier les *conditions extérieures* qui *favorisent son existence* et son développement et *celles qui sont susceptibles de les entraver* ou d'amener sa destruction.

Par la facilité avec laquelle il s'accommode de certaines de ces conditions extérieures, le bacille de Koch est *un des microbes pathogènes les plus redoutables* et on peut le classer, *sinon parmi les plus résistants de ces ennemis de l'humanité,* du moins *parmi ceux qui résistent à de nombreuses causes d'altération pendant un temps quelquefois très prolongé.*

Placé à une température convenable de 36° à 40°, dans un milieu où il trouve sa nourriture, et au contact de l'oxygène, le bacille de Koch se multiplie et se développe avec une prodigieuse rapidité. Ces circonstances favorables sont réalisées dans les bouillons de culture des laboratoires et aussi dans les milieux organiques humains; si bien que dans des produits tuberculeux expulsés depuis

167 jours on a pu encore retrouver des bacilles vivants ayant conservé leur virulence.

Mais quand le bacille est soumis aux agents extérieurs, il n'en est heureusement plus de même. La plupart d'entre eux ont sur lui une action bactéricide, plus ou moins intense, qui lui fait perdre plus ou moins rapidement ses qualités pathogènes et sa virulence; et cette action s'exerce d'autant plus facilement qu'il y a moins d'obstacles interposés entre lui et ces agents extérieurs. Les bacilles protégés par une plus ou moins grande épaisseur de crachat, par exemple, sont détruits ainsi que leurs toxines beaucoup moins vite par ces agents que les bacilles libres, isolés, et par conséquent sans protection. D'autres matières organiques, comme le lait, le pus, des fragments d'organes, peuvent naturellement offrir des abris analogues au bacille de Koch qui s'y conserve plus longtemps en pleine activité.

Dans l'eau, le bacille de Koch, que sa structure compacte et son enveloppe adipo-cireuse rendent difficilement perméable, peut conserver sa vie et ses qualités si longtemps qu'on a pu l'y retrouver en pleine activité au bout de 5 *mois;* et pour les mêmes raisons il peut rester indifférent aux liquides bactéricides de l'organisme, et même à certaines solutions antiseptiques à l'aide desquelles on pourrait chercher à le détruire.

A l'air libre, au contraire, il perd, *même dans l'obscurité complète,* sa virulence, et cela d'autant plus rapidement que les produits qui le renferment sont moins longs à se dessécher.

Aussi les gros crachats, dont la partie liquide s'évapore lentement, restent-ils longtemps dangereux et peuvent-ils contaminer un local pendant quelquefois plusieurs mois; quant aux crachats de volume moyen, ils deviennent beaucoup plus rapidement inoffensifs, et plus vite encore les gouttelettes projetées par la toux ou les toutes petites parcelles de crachats des tuberculeux.

Le soleil est un *agent naturel des plus meurtriers pour le bacille de Koch,* et nous verrons plus tard tout le parti qu'on peut tirer de son utilisation dans le traitement hygiénique de la tuberculose.

Quand il agit directement sur les produits tuberculeux, il en détruit rapidement la virulence. C'est ainsi que des crachats en couches minces, qui pourraient rester dangereux pendant près d'un mois à l'*obscurité,* et pendant 10 à 12 jours à la *lumière diffuse,* sont *stérilisés en* 10 *minutes* par l'action directe des rayons solaires.

Vous concevez toute l'importance de cette constatation en ce qui concerne la prophylaxie de la tuberculose, et pourquoi nous insisterons à ce propos sur la valeur des logements ensoleillés, qui offrent à leurs habitants la ressource naturelle et permanente d'une *véritable désinfection.*

La chaleur n'a pas des propriétés aussi promptement nocives que celles de l'insolation sur le bacille de Koch. Ce dernier peut résister plus de 15 minutes à une température de 60°. Aussi la stérilisation d'un lait suspect demande-t-elle une ébullition d'au moins 5 minutes, et, si pour ne pas altérer le lait on n'a pas recours à l'ébullition, faut-il le maintenir, pour obtenir le même résultat, à la température de 65° pendant une demi-heure.

Dans la pratique, on obtient une bonne stérilisation du lait en le laissant monter, puis en le maintenant, après avoir fendu à l'aide d'une cuiller la pellicule qui s'est formée pendant sa montée, sur un feu doux pendant environ dix minutes.

Le froid ne paraît avoir aucune action sur le bacille de Koch. Les bacilles sont encore virulents après une exposition à un froid de 25° au-dessous de zéro. Il est probable que la condensation de l'air due à l'abaissement de la température est une circonstance favorable à l'existence du microbe.

Actions préservatrices. — Je vous ai dit il y a quelques instants que les milieux organiques humains, grâce à leur température appropriée, à leurs ressources nutritives convenables, offraient un terrain de choix au développement et à la multiplication du bacille de Koch. Fort heureusement pour nous, la complaisance de notre organisme n'est pas illimitée à son endroit, et en opposition aux facilités qui lui sont offertes, le microbe peut éprouver certains inconvénients qui apportent quelques troubles de jouissance à son occupation parasitaire.

Ces inconvénients sont dus à l'intervention de phénomènes qui se produisent dans l'intérieur du corps et qu'on appelle les *actions préservatrices.* Vous n'êtes pas sans avoir entendu parler de ces *cellules,* auxquelles Metchnikoff, qui en a particulièrement étudié le rôle, a donné le nom de « *Gendarmes de l'organisme* » parce qu'elles sont en quelque sorte préposées à la défense de l'économie. Ces cellules, plus scientifiquement dénommées « phagocytes », ce qui signifie à peu près « cellules mangeuses », extrêmement abondantes dans tous les points du corps, et d'autant plus actives que le sujet est bien nourri et doué d'un bon état général, peuvent se déplacer vers les points menacés par l'invasion microbienne, *s'incorporer les bacilles et les digérer.*

Quand les phagocytes remplissent leur fonction avec une activité suffisante, ils peuvent donc défendre avec efficacité notre organisme contre la contagion bacillaire et même contre une atteinte de tuberculose.

Mais le bacille ne court pas seulement le risque d'être *mangé*, il court, à son défaut, celui d'être *emprisonné*. Et c'est là une autre *action préservatrice :* en effet, les tissus qui environnent le tubercule — c'est-à-dire la lésion caractéristique que le bacille de Koch détermine dans les organes aux dépens desquels il cherche à se développer, — ces tissus s'organisent en *tissu fibreux,* prennent une consistance solide, résistante; ils entourent comme d'une barrière infranchissable les tubercules, au sein desquels le bacille est dès lors condamné à périr lentement. Et, même s'il continue à vivre dans sa prison et à y sécréter ses poisons dangereux, il devient alors *inoffensif,* puisqu'il ne peut plus ni s'échapper, ni exporter ses produits.

Cette *circonscription des lésions tuberculeuses par des tissus fibreux* se produit fréquemment, quand un malade est convenablement soigné. Bien que l'auscultation révèle encore l'existence de foyers, parfois étendus, l'état général se relève et le sujet reprend des forces et de l'embonpoint. C'est une forme de guérison sur laquelle nous aurons l'occasion de revenir.

OU ET COMMENT SE DÉCÈLE LA PRÉSENCE DU BACILLE DE KOCH.

De ce que vous savez déjà, vous pouvez aisément conclure à quel point il est intéressant de déterminer si un individu est ou non porteur de *bacilles de Koch,* puisque la constatation de leur présence dans l'économie permet d'affirmer l'existence d'une *tuberculose,* que, dans certains cas douteux, peuvent ne pas révéler indubitablement les moyens ordinaires de l'investigation médicale.

Comme il est impossible de rechercher le *bacille de Koch* à l'intérieur du corps humain, cette recherche ne pourra s'exercer que sur les *produits,* de nature variée, *rejetés au dehors par le malade,* tels que les excrétions ou les sécrétions des organes où peut habiter le bacille : larynx, poumons, glandes, intestins, tissus muqueux ou cutanés, ou sur les *produits issus de lésions tuberculeuses* telles que des ulcères ou des abcès froids.

Dans la pratique, on est le plus souvent amené à rechercher le bacille de Koch, soit dans les *matières fécales,* contaminées par des ulcères tuberculeux de l'intestin, et, beaucoup plus souvent, par la déglutition des crachats, soit dans les *urines,* souvent riches en bacilles surtout dans le cas de tuberculose du rein, et, dans la grande majorité des cas, dans les *crachats.*

La recherche du bacille de Koch dans les crachats a, en effet, *une importance considérable* et doit être faite systématiquement toutes les fois qu'un malade tousse et crache d'une façon persistante, car elle *permet de dépister des tuberculoses dont le diagnostic eût été difficile;* révélation des plus précieuses, puisqu'une tuberculose traitée à temps se guérit facilement, alors qu'au contraire celle qui est restée longtemps ignorée est souvent devenue incurable et rebelle à l'action d'un traitement souvent efficace dans les périodes de début.

Enfin, la constatation du bacille dans les crachats est une preuve d'existence chez le malade de qui ils proviennent de *lésions tuberculeuses ouvertes,* et elle démontre de plus que le sujet, qui *extériorise ainsi ses bacilles,* est dangereux et *peut contaminer ses semblables.*

Une opération de cette importance doit nécessairement offrir toutes les garanties désirables pour éviter toute cause d'erreur et être pratiquée avec toutes les précautions indispensables pour aboutir à des résultats aussi précis et exacts que possible.

Elle suppose, au préalable, la récolte des produits qu'on se propose d'examiner; et c'est le plus souvent à l'infirmière que sera dévolu le soin de les recueillir dans des conditions qui permettent de procéder utilement à leur examen.

Lorsque le médecin lui aura prescrit de se livrer à cette récolte chez un malade donné, l'infirmière se trouvera quelquefois en présence d'une *difficulté initiale :* elle pourra avoir affaire à *un malade qui prétend ne pas cracher* ou qui prétend ne présenter qu'une expectoration d'apparence insignifiante. Elle devra s'assurer dans ce cas de la réalité de cette assertion, et vérifier si le sujet n'a pas pris l'habitude d'*avaler ses crachats,* habitude déplorable, non seulement parce qu'elle dissimule ainsi l'expectoration, mais encore parce qu'elle aboutit, si celle-ci renferme des bacilles, à leur ensemencement sur l'intestin, où ne tardent pas à se produire des lésions tuberculeuses. L'infirmière devra alors démontrer au malade les inconvénients de cette mauvaise habitude et apprendre au malade à expulser ses crachats par la bouche, au lieu de les déglutir.

Enfin, avant de recueillir les crachats destinés à l'examen médical, l'Infirmière devra noter sur une fiche *ad hoc* certains *renseignements* dont la connaissance est des plus utiles : Elle devra d'abord noter *l'aspect* plus ou moins dense, plus ou moins épais, plus ou moins purulent des crachats, s'ils surnagent ou s'ils descendent dans le crachoir. Ces caractères diffèrent en effet suivant les périodes de la maladie; dans les périodes avancées, par exemple, ils prennent l'aspect de *pièces de monnaie;* arrondis, épais, d'un blanc jaunâtre, ils surnagent à la surface des liquides expectorés : on les appelle *crachats nummulaires.* La *quantité totale de l'expectoration des 24 heures,* les *variations* de cette quantité et de l'aspect des crachats aux différents moments de la journée : jour, nuit et matin, feront encore l'objet des observations à consigner sur la fiche.

Le plus souvent ce sont les *crachats du matin* qui seront récoltés pour l'examen, car c'est le moment où cette récolte est la plus fructueuse; les sécrétions des cavités bronchiques et pulmonaires se sont accumulées pendant le sommeil, et elles provoquent, au réveil du malade, une toux violente et répétée qui en détermine l'expulsion : on dit alors que le malade « vide ses bronches ».

En tout état de cause les crachats de la journée devront toujours être recueillis dans les *crachoirs de poche,* ceux de la nuit et du matin, dans les *crachoirs de chambre.*

Quel que soit le crachoir destiné à être porté au laboratoire, il devra toujours avoir été au préalable nettoyé avec *soin,* de façon qu'il ne s'y trouve aucune malpropreté, aucun débris, ni aucune trace des expectorations précédentes. Une fois bien nettoyé, il est remis au malade, *sec,* sans qu'on y ajoute sous aucun prétexte un liquide antiseptique.

Il est souvent désirable que l'infirmière assiste à l'expectoration par le malade des crachats qu'on se propose d'examiner. Cette précaution peut devenir nécessaire dans certains cas d'hospitalisation en commun, où le sujet pourrait méditer quelque substitution, de complicité avec un voisin, pour que l'on *trouve* ou ne *trouve pas* de bacilles dans ses crachats.

Le crachoir *garni* de la récolte, on devra y apposer une *étiquette* mentionnant le nom du malade, la date et le moment de la journée (nuit, matin, jour) où les crachats auront été recueillis. Puis, afin de les protéger, on recouvrira l'ustensile d'un *couvercle stérilisable* pour éviter la dessiccation et les incursions des mouches.

Après un séjour au laboratoire qui ne devra pas excéder le temps nécessaire aux prélèvements de l'examinateur, le crachoir sera transporté, avec les précautions que je vous indiquerai plus tard, au service de *désinfection.*

Je me suis demandé si je limiterais à ce que je viens de vous dire votre instruction touchant l'examen des crachats, ou si je vous ferais franchir la porte du *laboratoire,* qui est généralement un domaine strictement médical. Je crois qu'il est opportun de vous en faire passer le seuil, car j'imagine que, très souvent, dans des hôpitaux ou des dispensaires où les médecins manqueront du temps et des aides expérimentés indispensables, une partie des manipulations utiles à la recherche du bacille dans les crachats devra vous être confiée par eux.

Cette recherche va se poursuivre au laboratoire au moyen du *microscope;* et elle va être facilitée par ce fait providentiel que le *bacille de Koch possède la propriété de se laisser colorer* par des produits qui ne sont pas retenus par les autres éléments qui l'entourent dans les préparations.

Nous allons, si vous le voulez bien, étudier la série de manipulations, très délicates et qui demandent beaucoup de soin, grâce auxquelles cet ennemi du genre humain pourra se dénoncer, démesurément grossi et coloré de façon caractéristique, à l'oculaire du microscope.

On prend, avec une aiguille, ou un fil de platine monté sur un manche de verre, une fine parcelle, pas plus grosse qu'une *tête d'épingle,* du crachat, prélevée sur une de ses parties les plus jaunes et les plus purulentes; on l'étale avec soin sur une *plaque de verre,* puis on l'écrase en couche mince, à l'aide d'une seconde plaque de verre accolée face à face à la première.

On sépare les deux plaques, et, pour rendre parfaite l'adhérence au verre de la première des produits qui la recouvrent, pour les *fixer,* on passe cette lame plusieurs fois au-dessus de la flamme d'une lampe à alcool, jusqu'à ce que la préparation ait pris un *aspect dépoli spécial* qui caractérise sa *dessiccation,* c'est-à-dire sa *fixation.* Il faut avoir soin de ne pas pousser trop loin cette opération, au risque d'altérer la forme et les caractères des éléments de la préparation.

C'est à ce moment qu'on ajoute à celle-ci le colorant spécial au bacille de Koch, *le liquide de Ziehl*, dont vous devez connaître la formule, au cas où vous seriez appelées à le préparer :

Fuchsine.	1 gr.
Acide phénique neigeux.	5 gr.
Alcool à 95°.	10 cm³
Eau distillée	100 gr.

L'acide phénique qui entre dans sa composition n'est qu'un *mordant*, qui aide à fixer le *colorant* proprement dit, lequel est la *fuchsine*, qui colorera les bacilles en *rouge*.

Pour préparer ce liquide colorant, on fait d'abord dissoudre la fuchsine dans l'alcool, puis on ajoute l'acide phénique et ensuite 60 cm³ d'eau distillée. On verse le tout dans un flacon, on rince avec les 40 cm³ d'eau distillée non employés le récipient où s'est faite la dissolution, et on les ajoute à la solution. On laisse reposer le flacon 24 heures, et on en filtre le contenu avant de s'en servir.

Pour colorer la préparation où les produits à examiner ont été étalés et fixés comme je vous l'ai dit tout à l'heure, on place sur la lame une petite feuille de papier-filtre, sur laquelle on verse le liquide de Ziehl à l'aide d'un compte-gouttes, afin que le colorant n'imprègne que les matières organiques et ne se répande pas sur toute la surface de la lame de verre.

On passe de nouveau cette lame au-dessus de la flamme, *jusqu'à ce que des vapeurs légères s'élèvent de la face supérieure du verre*, c'est-à-dire celle qui porte la préparation. C'est le signe qui indique que la *fixation* du colorant s'est produite et que les bacilles de Koch, s'il en existe, sont définitivement colorés. Mais, à ce moment, tous les éléments de la préparation sont colorés en rouge, il va donc falloir, pour que les bacilles restent seuls colorés, employer une substance décolorante qui n'agisse que sur les autres parties de la préparation. Cela est possible grâce à la propriété qu'ont les bacilles de Koch, à l'exclusion des autres microbes et des produits organiques, de retenir la matière rouge *malgré les acides*.

Le décolorant employé est l'acide sulfurique étendu d'eau dans les proportions suivantes :

Eau distillée.	300 cm³
Acide sulfurique	100 cm³

On lave doucement avec cette dissolution la plaque préparée jusqu'à ce que toute la *préparation paraisse complètement décolorée* et prenne une teinte blanchâtre. On lave alors à grande eau, et à ce moment, si on portait après séchage la préparation sur la platine du microscope, *les bacilles de Koch seuls apparaîtraient colorés en rouge.* Mais les éléments qui les entourent étant décolorés, les bacilles ne se détacheraient qu'imparfaitement sur ce fond presque translucide, aussi prend-on soin, généralement, de *recolorer* ces éléments en déposant sur la plaque quelques gouttes de la composition suivante :

Bleu de Méthylène	1 gr.
Eau distillée	100 cm³
Alcool.	10 cm³
Acide phénique.	1 gr.

On lave de nouveau, on sèche, et la plaque est alors prête à l'examen microscopique : sur le beau fond bleu du reste de la préparation, on peut découvrir, le cas échéant, de petits bâtonnets grêles, plus ou moins longs, plus ou moins nombreux, nettement colorés en rouge, qui sont les *bacilles de Koch,* agents microbiens de la tuberculose.

Si l'examen était négatif, il ne faudrait pas, cependant, se hâter de conclure que les produits examinés n'étaient pas de nature tuberculeuse; il faudrait d'abord *répéter plusieurs fois cet examen* sur plusieurs échantillons du même produit; car on peut battre en vain un terrain giboyeux et passer plusieurs fois à côté du gibier, si on n'explore pas avec soin les couverts et les buissons.

Et même si des examens répétés ne révélaient pas au microscope la présence des bacilles, il y a encore des cas où il ne faudrait pas davantage en conclure à l'absence de tuberculose.

Il y a en effet des produits qui renferment des bacilles vivants et virulents *en si petit nombre* qu'on les y découvre difficilement. Dans l'urine des tuberculeux par exemple, bien qu'on prenne la précaution de la *centrifuger,* c'est-à-dire de tasser au fond conique de petits tubes toutes les particules solides de ce liquide organique, en soumettant ces tubes à la force centrifuge dans un appareil spécial ou *centrifugeur,* on ne trouve souvent que peu ou pas de bacilles dans le *culot centrifugé.*

D'autre part, il y a des produits qui, bien que tuberculisés, ne renferment que les *toxines solubles* du bacille, et non le bacille lui-même.

On a alors recours à un procédé diagnostique différent et excessivement sensible qui, lui, donne entre des mains expérimentées des résultats qui peuvent être tenus pour absolument *positifs* ou absolument *négatifs* : on *inocule des portions des produits suspects à des animaux*, à des cobayes, qui prennent très facilement la tuberculose, et qui, sacrifiés au bout de quelques jours, offrent, si le produit inoculé était tuberculeux, des lésions caractéristiques aisément reconnaissables à l'autopsie.

Mais ce procédé est de nature délicate, et son emploi demande une véritable expérience de spécialiste, et je ne crois pas qu'il puisse, sauf très rare exception, rentrer jamais dans vos attributions.

TROISIÈME LEÇON

TROISIÈME LEÇON

Les désordres déterminés dans l'organisme par le bacille de Koch et sa toxine. — Différentes localisations des lésions tuberculeuses. — Notions sommaires sur l'évolution de la tuberculose pulmonaire.

Nous remettrons à plus tard l'étude des modes de pénétration du bacille de Koch dans l'organisme. Intimement liée à la question de la transmission de la tuberculose, cette étude viendra en son temps et précédera nécessairement celle de la Prophylaxie antituberculeuse.

Occupons-nous, pour aujourd'hui, des désordres provoqués dans l'organisme humain dès que le bacille tuberculeux y a pénétré :

Il y détermine une réaction spéciale qui aboutit à la production de la *matière tuberculeuse.*

Celle-ci peut se présenter, ainsi que Laënnec l'avait déjà établi de son temps, sous deux aspects différents : la matière tuberculeuse est *isolée ou circonscrite :* elle prend la forme de *granulations* ou de *tubercules;*
ou bien elle est *diffuse et étalée :* et elle prend alors le caractère d'une *infiltration.*

Granulations et Tubercules. — L'élément initial de la forme isolée et circonscrite est la *granulation.* On découvre alors dans l'organe envahi, le plus souvent le poumon, de petits nodules arrondis, dont la grosseur varie de celle d'un grain de millet ou de chènevis à celle d'un pois, qui roulent sous le doigt et présentent une dureté presque cartilagineuse et un aspect semi-transparent, et auxquels leur couleur d'un blanc grisâtre a fait donner le nom de *granulations grises.*

Ce sont ces granulations qui, en se réunissant, finissent par former des masses plus volumineuses, atteignant parfois les dimensions d'une noisette, auxquelles on donne le nom de *tubercules,* qui s'est étendu à la maladie. Ces tubercules, d'abord durs et grisâtres, présentent en leur centre, au bout d'un certain temps, une tache jaune opaque qui s'étend et gagne toute leur masse. Son apparition coïncide avec le ramollissement de la substance du tubercule, qui devient pâteuse et se laisse écraser sous le doigt comme du fromage, d'où sa dénomination de *substance caséeuse*. Lorsque cette caséification est complète, le tubercule est en quelque sorte fondu et n'est plus représenté que par un petit sac renfermant une espèce de bouillie. C'est ce qu'on appelle le *follicule caséeux*.

La lésion tuberculeuse est formée d'un grand nombre de tubercules qui deviennent par ramollissement des follicules. Elle a donc *tendance à se caséifier*, c'est-à-dire à se ramollir et à se transformer en une bouillie semi-liquide, purulente, où fourmillent les bacilles de Koch, et qui est évacuée par les bronches sous forme de crachats, laissant à sa place une cavité, creusée dans le tissu pulmonaire, connue sous le nom de *caverne*. Elle produit somme toute une véritable destruction ulcéreuse du *tissu pulmonaire*, d'où l'expression imagée de *cracher son poumon* appliquée aux tuberculeux avancés.

Mais cette tendance nécrosante de la lésion tuberculeuse peut être limitée par *l'action antagoniste de l'organisme*, par une des *réactions préservatrices*, dont je vous ai parlé dans la dernière leçon, réaction qui aboutit à la formation autour du foyer tuberculeux d'un *tissu fibreux*, véritable tissu de cicatrice, gangue scléreuse qui entoure le tubercule. On dit alors que le tubercule est *enkysté*, et vous vous rappelez que le bacille et ses toxines, emprisonnés et embouteillés, sont ainsi mis hors d'état de nuire. Il arrive même que cette transformation fibreuse s'opère jusqu'au centre du foyer : le tubercule entièrement sclérosé est dit dans ce cas *tubercule fibreux*. Il est définitivement inoffensif; c'est là le vrai *tubercule guéri*.

Infiltration. — La forme diffuse et étalée de la matière tuberculeuse, qui a reçu le nom d'*Infiltration tuberculeuse*, peut s'étendre à une portion considérable d'un organe, plus spécialement les articulations, le larynx ou le poumon. Elle offre alors l'aspect d'une masse irrégulière, d'une étendue de quatre ou cinq centimètres de diamètre et quelquefois plus, masse d'abord grise, dure, de la consistance de la gelée; c'est *l'infiltration grise* ou gélatiniforme. Au bout d'un certain temps elle se parsème de points jaunes, qui se multiplient, deviennent bientôt confluents, si bien que la masse entière finit par ne plus présenter qu'un bloc jaune moucheté de quelques points gris : c'est *l'infiltration jaune ou infiltration caséeuse.*

Somme toute, l'*infiltration* n'est que l'amplification de la granulation et du tubercule. Mêmes caractères, même évolution, mais sous une forme étalée et non circonscrite. Si l'infiltration aboutit à la caséification, c'est une portion considérable de l'organe atteint qui se liquéfie et s'élimine, soit par les bronches s'il s'agit du poumon, et alors il se produit d'énormes *cavernes,* soit par des orifices fistuleux s'il s'agit d'une articulation comme celle du genou par exemple, et alors presque tous les tissus articulaires sont détruits.

Si l'infiltration est enrayée par la production du tissu fibreux fabriqué par l'organisme pour sa défense, c'est une *sclérose* étendue qui caractérise la guérison du poumon, *une ankylose,* fibreuse au début, qui caractérise la guérison de l'articulation.

La marche identique des phénomènes, dans les deux cas de lésions circonscrites et de lésions diffuses que nous venons d'envisager, porte bien la signature de la tuberculose, la double tendance à la *caséification* ou à la *transformation fibreuse,* qui est un de ses réels caractères d'identité.

En dehors de ces lésions *locales,* vous savez déjà que les bacilles de Koch déterminent dans l'organisme des lésions à *distance,* soit que se répandant dans le sang ils envahissent les autres organes, méninges, intestins, tissus cutanés ou muqueuses (on dit alors qu'il y a *bacillémie,* c'est la forme *septicémique* de la tuberculose), soit que les toxines qu'ils sécrètent, la *tuberculine,* aillent au loin produire des lésions *inflammatoires,* comme dans certains cas de méningite (dans lesquels l'analyse du liquide rachidien obtenu par ponction exploratrice ne décèle pas la présence des bacilles, mais celle de leurs toxines) ou encore dans le cas de rhumatisme tuberculeux — (on dit alors qu'il y a *toxémie*).

DIFFÉRENTES LOCALISATIONS DES LÉSIONS TUBERCULEUSES.

Bien que la localisation la plus fréquente et la plus importante de la tuberculose soit sa localisation pulmonaire, cette maladie peut néanmoins atteindre à peu près tous les organes du corps humain : appareil circulatoire, appareil respiratoire, tube digestif, appareil urinaire, système nerveux, organes des sens, squelette, tissus mous de toute espèce, glandes, peuvent être le siège de lésions tuberculeuses.

Il est toutefois certaines localisations graves et fréquentes, en dehors des localisations pulmonaires, dont vous devez au moins connaître les noms et les principaux caractères, ne fût-ce que pour pouvoir provoquer à ce sujet l'examen médical des malades que vous auriez à surveiller. Nous allons rapidement les passer en revue.

Une des voies digestives la plus souvent atteinte est le *Pharynx;* les lésions tuberculeuses qui s'y développent peuvent revêtir une *forme extrêmement grave,* la forme *granulique* ou *maladie d'Isambert.* Les granulations se développent dans ce cas derrière le voile du palais, elles grossissent, s'ulcèrent, et le malade, qui, au début, ne ressentait qu'un peu de cuisson locale et de la gêne de la déglutition, arrive à ne plus pouvoir avaler; les ganglions sous-maxillaires se tuméfient, la fièvre s'allume, les granulations s'étendent, et la mort vient très fréquemment terminer la scène. Il existe heureusement une autre forme moins grave, *chronique,* de la tuberculose pharyngée, également caractérisée par la présence de granulations, et qui cède, celle-là, à un traitement local.

La tuberculose de l'*intestin* succède le plus souvent à une tuberculose pulmonaire, ou à la déglutition des crachats par le tuberculeux, rarement à l'ingestion d'aliments tuberculeux. Elle débute par des granulations qui aboutissent à *l'ulcération* de la muqueuse intestinale et se caractérise par de la diarrhée, des douleurs violentes, et par un défaut de digestion des aliments qui amène une accélération de l'amaigrissement. Elle peut aussi donner lieu à des hémorragies : c'est *l'entérite tuberculeuse.*

Quand le péritoine est atteint par la tuberculose, ce qui est fréquent chez les enfants et les adolescents, la péritonite peut être *granulique,* et la mort survient alors rapidement, ou *chronique.* Dans ce dernier cas, le ventre est ballonné, distendu par du liquide *d'ascite* et présente à la palpation des portions dures au toucher qui correspondent à des infiltrations fibro-caséeuses, et qu'on appelle les *gâteaux tuberculeux;* il existe des troubles digestifs comme la constipation ou la diarrhée. Cette forme chronique est susceptible de guérison.

Très fréquemment il se produit au voisinage de *l'anus* des abcès dus à la tuberculose. S'ils ne sont pas rapidement ouverts, ils donnent lieu à des *fistules* dont la suppuration interminable peut nuire considérablement à l'état général. Vous devez donc attirer l'attention du médecin sur les malades qui se plaindraient de douleurs dans la région du rectum.

En ce qui concerne *l'appareil respiratoire*, la tuberculose, en dehors du poumon, frappe fréquemment le *larynx* surtout chez les sujets de 20 à 40 ans. On y observe souvent ses lésions sous la forme *d'infiltration tuberculeuse* qui peut aboutir à *l'ulcération.* Elles se traduisent par des *modifications de la voix,* qui devient rauque et enrouée parce que les lésions intéressent les cordes vocales, par des difficultés de la *déglutition,* surtout pour les liquides. Si les lésions s'accentuent, il peut y avoir *menace d'asphyxie* par obstacle à la pénétration de l'air à travers le larynx épaissi, et la trachéotomie peut s'imposer tout comme pour le croup.

La tuberculose, quand elle atteint le *système nerveux,* se localise le plus souvent sur les méninges et y détermine la *méningite tuberclueuse.*

Chez les adultes, la méningite vient ordinairement compliquer une tuberculose pulmonaire, sous l'influence favorisante d'un traumatisme du cerveau, d'une insolation, de l'alcoolisme, du surmenage intellectuel ou de violentes émotions. Après des *signes prémonitoires* qui durent une dizaine de jours : mal de tête rebelle, douleur et raideur de la nuque, constipation opiniâtre, nausées, abattement et incohérence des idées, survient une *période d'agitation* de quatre à cinq jours pendant lesquels le malade, prostré, se plaint en dormant, est agité de secousses convulsives, jusqu'à ce que, très généralement, il tombe dans le coma et succombe.

Chez les enfants, la méningite a une marche très lente ou, au contraire, accélérée. Il se produit ordinairement au début un changement inexplicable du caractère, de la tristesse, des maux de tête violents. Puis la maladie passe, comme chez l'homme, par les phases successives d'excitation convulsive et de coma qui précèdent la mort de plus ou moins loin.

La tuberculose des os et des articulations est une affection très fréquente surtout chez les enfants et les adolescents, chez qui elle est souvent *primitive,* c'est-à-dire qu'elle ne s'accompagne ni n'est précédée d'aucune autre localisation bacillaire. Chez les adultes au contraire, elle est toujours concomitante ou secondaire à une tuberculose, ordinairement pulmonaire.

La tuberculose osseuse frappe généralement les parties des os les plus spongieuses et s'observe en conséquence surtout au voisinage des articulations; aussi y a-t-il communément tuberculose à la fois osseuse et articulaire : *ostéo-arthrite tuberculeuse.*

Où que siègent ces *ostéo-arthrites,* elles présentent généralement les mêmes symptômes dominants qui sont : une *douleur spontanée lancinante,* un *gonflement,* pas très douloureux à la palpation, sauf au niveau de certains points correspondant aux lésions d'ostéite, gonflement, qui ne présente pas la rougeur des autres tuméfactions inflammatoires, mais plutôt un aspect pâle, blanc des téguments; une immobilisation partielle du membre atteint en *attitude vicieuse,* habituellement en demi-flexion, et plus tard, surtout si la maladie est méconnue et n'est pas soignée à temps, l'apparition au niveau de l'articulation ou dans son voisinage de *fistules* intarissables ou *d'abcès froids,* c'est-à-dire sans réactions inflammatoires.

Un des caractères communs de ces ostéo-arthrites est aussi la production de soudures *osseuses* et *d'ankyloses articulaires* qui accompagnent la guérison.

Les plus fréquentes et les plus connues de ces ostéo-arthrites sont :

la tumeur blanche du genou, du cou-de-pied, du poignet, ou du coude.

la scapulalgie ou tuberculose de l'épaule

la coxalgie ou tuberculose de la hanche

le spina ventosa ou tuberculose des phalanges

le mal de Pott ou tuberculose de la colonne vertébrale.

Les ganglions, et en particulier ceux du cou, sont fréquemment le siège de la tuberculose, ils deviennent alors gros et douloureux, et il peut s'y développer des *abcès froids,* qui se transforment parfois en *abcès chauds;* ces abcès ont, comme beaucoup de lésions tuberculeuses, tendance à se fistuliser, constituant ainsi ce que le peuple appelle « les humeurs froides » et ce que nos pères appelaient les « écrouelles », que les Rois de France avaient le privilège de guérir, croyaient-on, par le toucher. C'est maintenant ce qu'on appelle *l'adénite bacillaire ou tuberculeuse.*

Enfin les *écoulements d'oreille,* si fréquents, en particulier chez les enfants, sont quelquefois dus à la tuberculose de l'oreille moyenne qui amène la perforation du tympan — en d'autres termes à *l'otite tuberculeuse.*

Localisations pulmonaires de la tuberculose. — Lorsque la tuberculose se localise sur le poumon, ce qui est le cas le plus fréquent, à tel point qu'on peut attribuer à la tuberculose pulmonaire la cause d'un cinquième des cas de mortalité générale en Europe, elle y évolue de façon différente selon que les lésions qu'elle détermine dans cet organe y demeurent circonscrites ou s'y diffusent, selon qu'elle aboutit à la production de *granulations*, de *tubercules*, ou d'*infiltrations*.

Chacun de ces modes anatomiques de la localisation tuberculeuse imprime à l'évolution de la maladie un caractère spécial, et on peut distinguer au moins trois grandes formes de tuberculose pulmonaire :

1° *La tuberculose miliaire* ou *granulie*, caractérisée anatomiquement par la généralisation à tout le poumon de *granulations tuberculeuses* de la grosseur d'un grain de mil (d'où son nom de miliaire). Cette forme généralisée est excessivement grave, rapide et le plus souvent fatale. Le nombre des granulations disséminées dans le poumon et dans le reste de l'organisme est si considérable qu'elles y provoquent des désordres irréparables, principalement des *phénomènes toxiques*, et que la mort, qui peut survenir en trois semaines, intervient avant que les granulations aient eu le temps de se ramollir et de se caséifier.

Dans cette forme on ne trouve *rien à l'auscultation*, les malades crachent peu et leur expectoration ne contient pas de bacilles. Les symptômes prédominants et caractéristiques sont un très grand essoufflement et une fièvre intense. Dans le cas exceptionnel où elle guérit, elle fait place à la tuberculose chronique que nous allons décrire maintenant et qui est éminemment moins grave.

2° *La tuberculose pulmonaire chronique*, ou phtisie ulcéreuse chronique commune, est de beaucoup la forme la plus fréquente de la tuberculose pulmonaire. Ses éléments anatomiques sont encore les *granulations*, mais localisées à des parties circonscrites du poumon où elles se groupent pour former des tubercules plus ou moins volumineux. Ces lésions se développent d'abord, ordinairement, au sommet du poumon, et y poursuivent l'évolution classique, c'est-à-dire qu'elles se rejoignent, se ramollissent, s'évacuent par les bronches et laissent à leur place des cavités suppurantes : les *cavernes*.

Pendant ce temps, de nouveaux tubercules naissent de proche en proche dans les parties moyennes et inférieures du poumon, si bien qu'on rencontre dans celui-ci des lésions de plus en plus jeunes en allant de haut en bas.

Nous reviendrons tout à l'heure en détail sur l'évolution de cette forme de tuberculose dont la marche est lente, chronique, sauf le cas où, brûlant les étapes, elle prend une allure extrêmement rapide, hyperfébrile, qui entraîne la mort en six semaines environ. C'est ce qu'on appelle la *phtisie aiguë galopante.*

3° La tuberculose aiguë pneumonique ou *pneumonie caséeuse* constitue la troisième forme de la tuberculose pulmonaire. Dans ce cas, l'infection bacillaire du poumon est tellement massive qu'elle donne naissance à une *infiltration en bloc* de tout ou partie du poumon. Cette infiltration prend rapidement l'aspect caséeux qui caractérise le ramollissement et la désagrégation du tissu pulmonaire.

Suivant que les lésions caséeuses sont plus ou moins étendues, la mort survient en 6 semaines à 2 mois dans la *forme la plus lente,* au milieu des signes de consomption : fièvre, diarrhée, œdème des jambes, ou en 3 ou 4 semaines, par asphyxie et intoxication dans la *forme toxique rapide,* encore plus grave.

Dans certains *cas exceptionnels* les lésions caséeuses se limitent; la maladie passe à l'état chronique, mais n'en aboutit pas moins fatalement, après un temps plus ou moins long, à une issue fatale.

A côté de ces formes communes, typiques, la tuberculose pulmonaire peut revêtir des formes multiples où les premières sont plus ou moins confondues, mais elles présentent plus d'intérêt pour le médecin que pour vous. Je me contenterai de vous signaler l'existence de la *tuberculose bronchitique,* ou catarrhe tuberculeux, qu'on rencontre chez les vieillards catarrheux. Elle est généralement peu grave, même quand l'hypersécrétion bronchique est intense, parce qu'elle correspond à des lésions superficielles. Mais l'expectoration à laquelle elle donne lieu contient de nombreux bacilles, qui provoquent une tuberculose à forme grave chez les individus contaminés; il y a donc lieu d'observer les règles d'une sévère prophylaxie dans l'entourage des vieillards catarrheux.

ÉVOLUTION DE LA TUBERCULOSE PULMONAIRE CHRONIQUE.

Nous allons maintenant pouvoir étudier dans ses détails la façon dont évolue la forme la plus commune de la tuberculose pulmonaire : la tuberculose pulmonaire chronique, celle qui présente pour vous le plus d'intérêt parce que vous la rencontrerez à tous ses degrés au cours de votre participation à la *Lutte antituberculeuse* et que vous aurez à discerner, avec le concours du médecin, si les sujets confiés à votre surveillance sont des *bacillaires,* c'est-à-dire des individus porteurs de bacilles, et au début de la maladie, des *tuberculeux*, c'est-à-dire des malades présentant les symptômes caractérisés de lésions tuberculeuses en évolution, ou des *phtisiques*, c'est-à-dire des tuberculeux parvenus à la dernière période de la maladie et profondément cachectisés.

Il est, tout d'abord, de première importance que vous connaissiez l'ensemble des symptômes qui constituent les toutes *premières manifestations* de la tuberculose pulmonaire, manifestations qui indiquent l'existence d'une *tuberculose latente*, insidieuse, lente, qui peut ne pas se développer (comme celles qu'on découvre par hasard à l'autopsie de gens présumés en bonne santé et dont le poumon renfermait cependant de petits tubercules, isolés et guéris), mais qui pourrait éclater à la première occasion, à la suite d'un rhume banal, par exemple, et évoluer alors de façon brutale et à grand fracas.

L'infirmière qui ignorerait ces premières manifestations ou négligerait d'avertir le sujet qui les présente de leur importance et de la nécessité qu'elles entraînent de recourir à l'examen médical, risquerait de se faire la complice de la *tuberculose qui se cache.* Elle ferait ainsi perdre au malade l'inappréciable avantage d'un *traitement précoce et facile*, car, à cette période d'extrême début, il suffit le plus souvent d'une bonne hygiène, d'une nourriture fortifiante, d'un peu de repos, pour prévenir le développement de la tuberculose.

Ces *signes prémonitoires*, dont je viens de vous signaler l'importance et qui indiquent que le sujet est, non pas un *prétuberculeux*, appellation impropre dans ce cas, mais un *tuberculeux latent*, sont très nombreux. Aucun d'eux n'a par lui-même une valeur diagnostique absolue, mais l'association de plusieurs d'entre eux est significative; aussi, lorsque l'attention a été attirée sur un de ces signes, faut-il soigneusement rechercher les autres.

Je vais vous les énumérer, en commençant par ceux d'entre eux qui sont les plus caractéristiques :

Amaigrissement progressif, sans cause déterminée, et portant non seulement sur la graisse mais encore sur les muscles qui paraissent fondre.

Transpiration, qui se produit, soit dans le jour, à l'occasion d'efforts insignifiants, soit dans la *nuit;* et cette transpiration nocturne a une importance de premier ordre.

Essoufflement, au moindre effort également, par exemple à l'occasion d'une marche un peu rapide ou de la montée d'un escalier. En même temps, la *voix se modifie* et prend un timbre couvert et enroué, tandis qu'un *chatouillement de la gorge* provoque une petite *toux sèche* qui ne s'accompagne pas d'expectoration.

Anémie, due à l'insuffisance des globules rouges du sang et qui donne aux téguments une teinte chlorotique, verdâtre, particulièrement frappante au visage où elle contraste avec la coloration rouge des pommettes qui y dessinent deux plaques de vermillon. Cette chloro anémie s'accompagne chez la femme d'*irrégularités menstruelles* également très caractéristiques.

Température irrégulière, qui s'élève à l'occasion d'un exercice quelconque et qu'on peut constater en la prenant d'abord au repos, puis une demi-heure après une promenade de courte durée. Il existe également de *petites poussées fébriles,* qui ne sont pas toujours ressenties par le malade, mais qui déterminent souvent un léger frisson vers la fin de l'après-midi.

Changement de caractère, qui se trahit par une facile irritabilité, une tendance au mécontentement, à la tristesse injustifiée, et prend quelquefois l'allure d'un véritable état neurasthénique.

Accélération du pouls, qui est en même temps déprimé et présente des irrégularités.

Diminution de l'appétit, qui s'accompagne de troubles digestifs, de douleurs gastriques.

Maux de tête fréquents, presque continuels, points douloureux, névralgie.

Tels sont les *signes prémonitoires* de la tuberculose, ceux qui peuvent vous aider à *dépister* sûrement un *danger encore évitable,* puisqu'il suffit de quelques simples précautions, plutôt que d'un véritable traitement médical, pour vaincre, quelquefois pour toujours, une tuberculose qui n'est encore que *latente.*

Ce ne sont d'ailleurs pas des symptômes nouveaux qui montrent que le péril a augmenté et que la tuberculose s'est déclarée, mais bien une *accentuation* de certains des signes prémonitoires.

Quand il existe en effet :

1° Une *toux* fréquente, le matin surtout, et qui s'accompagne *d'expectoration,*

2° Un essoufflement marqué,

3° Des manifestations fébriles franches,

4° Des transpirations nocturnes,

5° Un amaigrissement prononcé,

on peut affirmer qu'on est en présence d'une *tuberculose confirmée*, qu'il y ait ou non *hémoptysie*, c'est-à-dire crachement de sang, symptôme qui peut très bien manquer, au début de la maladie.

Étapes de la tuberculose pulmonaire chronique. — Une fois déclarée, la tuberculose, sous la forme qui nous préoccupe, *procède généralement par étapes*, séparées par des périodes d'accalmie plus ou moins longues. Chaque poussée nouvelle marque un progrès de la maladie. Le succès du traitement dépendra donc de l'habileté avec laquelle on parviendra, d'une part, *à prolonger les périodes d'accalmie*, d'autre part, à *prévenir l'apparition d'une nouvelle poussée*. Et, naturellement, les chances de succès seront d'autant plus grandes que de plus longues périodes d'accalmie seront obtenues plus tôt, c'est-à-dire à une époque où les lésions sont le moins développées.

Si la maladie est arrêtée dès les premières phases, pendant *un an ou deux* par exemple, la probabilité d'une heureuse solution sera très grande, à condition qu'il ne soit pas oublié qu'une imprudence suffirait peut-être à réveiller l'activité du bacille. Une période d'arrêt même aussi prolongée pourrait donc n'être qu'une simple trêve, et il faut attendre souvent beaucoup plus longtemps pour affirmer que la guérison est devenue définitive.

Cette *guérison définitive* intervient quand la *lésion* a suivi jusqu'au bout la *tendance à la cicatrisation*, c'est-à-dire quand le tissu fibreux cicatriciel, qui tend à se développer à son pourtour, est parvenu à enkyster les tubercules et à y emprisonner les bacilles et leurs toxines, ou mieux à les faire disparaître complètement en envahissant le centre même de ces tubercules.

Elle est le résultat fréquent d'un traitement bien conduit, et elle peut se produire à toutes les périodes de la maladie, bien que plus souvent à ses débuts.

Cependant, quand, en dépit de ce traitement judicieux ou par suite de son insuffisance, la tuberculose pulmonaire est abandonnée à sa *tendance à la caséification*, elle prend alors une allure régulièrement progressive et passe par les trois phases successives que nous allons maintenant décrire; à mesure qu'elles se déroulent, on dit que la maladie en est arrivée à sa première, à sa deuxième ou à sa troisième période :

1° *Période de germination et d'agglomération des tubercules.* Elle succède à la phase des signes prémonitoires que nous avons énumérés et n'en diffère au point de vue des symptômes que par l'accentuation de ceux-ci, ainsi que je vous le disais il y a un instant. Il n'existe même encore, à l'auscultation, que de simples altérations des bruits stéthoscopiques, plus ou moins difficiles à interpréter. Et vous avez probablement toutes assisté à l'examen prolongé auquel le médecin est obligé de se livrer avant de porter le diagnostic de tuberculose au début. La germination des lésions dans le poumon modifie sa consistance qui devient plus dense, plus dure; il en résulte des *changements dans le rythme et dans le timbre du murmure respiratoire* qu'on recherche en appliquant l'oreille en différents points de la cage thoracique, suivant la méthode inaugurée par Laënnec, des *diminutions de sonorité,* qu'on constate en percutant du doigt les mêmes régions, une *diminution de l'élasticité,* une *induration du poumon,* qui transmet plus facilement aux parois du thorax les vibrations de la toux et de la voix.

Tous ces signes sont du domaine exclusif de l'investigation médicale; et je n'en fais mention que pour vous permettre de comprendre à l'avenir pourquoi le médecin ausculte en faisant tour à tour respirer, tousser ou parler le malade, pourquoi il frappe à petits coups d'un doigt de la main droite un doigt de la main gauche appliqué sur le thorax, pourquoi il recherche avec la main posée à plat en différents endroits les vibrations provoquées en faisant compter le malade à haute voix. Il faut beaucoup d'oreille et d'attention pour recueillir ces indications délicates, aussi doit-on à ce moment observer le plus grand silence et éviter le moindre bruit autour de l'examinateur.

Cette période de début de la tuberculose est souvent marquée par des crachements de sang, des hémoptysies plus ou moins abondantes ou fréquentes, sur lesquelles nous reviendrons plus tard à l'occasion du traitement.

2° *La période de ramollissement,* qui lui succède après un temps extrêmement variable, est caractérisée par une plus *grande fréquence de la toux,* qui devient *humide* et donne lieu à une *expectoration abondante* d'abord muco-purulente, puis purulente. C'est alors que les crachats prennent l'*aspect nummulaire* de disques épais, nageant dans un liquide séreux. L'examen microscopique montre qu'ils fourmillent de bacilles. Le malade vide son foyer et devient en même temps très contagionnant.

Le médecin découvre sans peine, cette fois, de *gros symptômes d'auscultation :* râles et crachements humides provenant des foyers ramollis; et les symptômes généraux : douleurs thoraciques, amaigrissement, fièvre, transpirations nocturnes, augmentent considérablement d'intensité.

3° *A la période des cavernes* qui survient ensuite, ces symptômes atteignent leur apogée : la température est soumise à de *grandes oscillations quotidiennes* qui caractérisent la fièvre hectique; l'amaigrissement devient squelettique, l'asphyxie progresse; il apparaît de la diarrhée, de l'œdème des membres inférieurs. Il peut se produire des *hémoptysies redoutables,* bien plus dangereuses que celles du début, car la thérapeutique n'a pas d'action sur elles, parce qu'elles correspondent à l'ulcération et à la rupture de vaisseaux, plus ou moins importants, compris dans le tissu pulmonaire en voie de destruction. C'est en effet à cette période que les foyers ramollis s'excavent et que la *bouillie caséeuse* s'évacue par les bronches, laissant à sa place une cavité, une caverne, dont le médecin reconnaît l'existence à des signes stéthoscopiques indubitables, en particulier au son spécial que rend le thorax percuté au niveau de la caverne et qu'on appelle le *bruit de pot fêlé,* et au *gargouillement,* au *souffle caverneux,* produits par le passage de l'air respiratoire dans les cavités à demi remplies ou vidées de leur contenu purulent.

La mort du tuberculeux, bien qu'elle puisse survenir à toutes les périodes de la maladie, est surtout fréquente à cette phase ultime.

Elle peut se produire de multiples façons :

Par *l'asphyxie* progressive déterminée par l'extension des lésions, qui détruisent le poumon de proche en proche en diminuant à mesure la surface respiratoire où le sang vient puiser l'oxygène nécessaire à son renouvellement.

Par *complications pulmonaires :* congestion intense, pneumothorax, broncho-pneumonie, sur lesquelles nous reviendrons et qui peuvent précipiter le dénouement.

Par *généralisation de la tuberculose,* sous forme de granulie ou d'intoxication par les poisons solubles du bacille.

Par insuffisance du cœur, auquel les troubles de la circulation pulmonaire imposent un surmenage excessif, et qui peut brusquement *flancher, d'où syncope mortelle.* Aussi faut-il se méfier, quand au cours de la maladie les pulsations se maintiennent continuellement à 85 ou 90 par minute.

Enfin par *accidents hépatiques,* comme l'ictère grave, par *accidents urémiques* ou par *accidents cérébraux* avec délire hallucinatoire.

En général, quand un tuberculeux continue à maigrir en dépit d'une cure bien dirigée, on peut s'attendre à une issue fatale.

La cachexie et la consomption ne trompent pas; et quand la fièvre à grandes oscillations tombe après une dernière exagération, on peut considérer la fin comme proche. Elle est aussi annoncée par l'apparition de l'œdème des membres inférieurs, où s'accumule une sérosité, et dans les téguments desquels le doigt enfoncé laisse un *godet* persistant; par celle de sueurs froides profuses, de la diarrhée, et de la teinte cyanosée des lèvres et de l'extrémité des doigts et des orteils.

Enfin, les urines, rares et chargées, présentent une réaction caractéristique de la période ultime : la *diaso-réaction.* Dans ce cas, au lieu d'émettre, en présence de certains réactifs, une mousse blanche comme l'urine normale, elles donnent naissance à une mousse épaisse et rouge. Cette réaction est l'indice d'une déchéance organique complète.

Fort heureusement la mort n'est pas toujours la terminaison fatale de la tuberculose.

La *guérison en est possible à tous les degrés,* et naturellement elle est d'autant plus fréquente que la maladie est moins avancée.

Toutefois ce mot béni de *guérison* ne doit être prononcé qu'avec la plus grande circonspection. Il faut se méfier des *présomptions théoriques* de guérison comme la disparition des signes d'auscultation et la disparition des bacilles dans les crachats, car des lésions éteintes, déshabitées, peuvent se réveiller à la faveur d'une imprudence, ou même sans cause apparente.

En conséquence, même si le malade depuis plusieurs mois ne tousse plus, ne crache plus, n'a plus de fièvre et peut se livrer sans essoufflement à ses occupations normales, on ne doit pas se départir d'une *surveillance attentive;* et ce n'est qu'*au bout de plusieurs années* de cette observation qu'on sera autorisé à le considérer comme *définitivement guéri.* A plus forte raison si des symptômes quelconques font soupçonner la possibilité du *réveil* ultérieur de lésions momentanément *silencieuses.*

Malgré toutes ces restrictions, le *nombre des exemples indiscutables de guérison est encore très imposant;* et c'est une erreur grossière et un dangereux préjugé que de croire que la tuberculose est une maladie incurable. Un des plus regrettés et des plus illustres maîtres de la Médecine Française, le professeur Grancher, qui voua naguère son existence à l'étude de la tuberculose, a pu dire que de *toutes les maladies chroniques elle est l'une des plus curables.* Il faut considérer cette affirmation comme un article de foi, capable de donner à tous, malades et sauveteurs, l'énergie de combattre et de vaincre ce fléau.

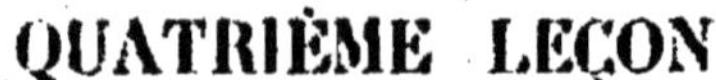

QUATRIÈME LEÇON

QUATRIÈME LEÇON

Comment s'opère la transmission de la tuberculose. — Les agents de la transmission. — *Expectoration et crachats, poussières bacillifères. — Lait et viande des animaux tuberculeux.* — La question de l'hérédité. — Les causes favorissantes.

COMMENT S'OPÈRE LA TRANSMISSION DE LA TUBERCULOSE. LES AGENTS DE LA TRANSMISSION.

Nous allons aborder aujourd'hui un sujet des plus importants, celui de la *Transmission de la Tuberculose.* De la façon dont se transmet cette maladie découlent en effet les moyens par lesquels on peut s'opposer à cette transmission : chacun des points que nous allons étudier aujourd'hui correspondra donc à une indication particulière de la *Prophylaxie antituberculeuse.*

Nous savons déjà que ce sont les sujets, eux-mêmes tuberculeux, qui transmettent la maladie aux sujets sains, par l'intermédiaire des *bacilles* qu'ils répandent à l'extérieur.

La première question que nous avons maintenant à nous poser est donc la suivante :

Quand et comment les tuberculeux émettent-ils des bacilles autour d'eux?

Les tuberculeux émettent des bacilles dans certains des produits qu'ils rejettent hors de leur organisme, à savoir :

Le *pus* et les sécrétions des abcès froids ou des lésions tuberculeuses de toute espèce communiquant avec l'extérieur.

Les *urines,* qui peuvent contenir des bacilles dans le cas de tuberculose de l'appareil urinaire, et qui en contiennent en grande abondance quand le rein est atteint de tuberculose.

Les *matières fécales,* qu'elles soient contaminées par des ulcères tuberculeux de l'intestin, ou, beaucoup plus souvent, qu'elles le soient par les crachats bacillifères déglutis par le malade.

Dans l'immense majorité des cas, enfin, par les *crachats expectorés,* ou, s'ils ne sont pas expectorés, par le mucus de la gorge ou du nez, la salive (qu'ils contaminent en traversant le pharynx, et qui peuvent être projetés au dehors par la toux ou l'éternuement). Dans ce cas, l'air expiré par le phtisique, qui serait sans cela inoffensif, devient dangereux, parce qu'il charrie des gouttelettes bacillifères.

La sueur des tuberculeux n'est pas dangereuse par elle-même, mais peut également le devenir si elle dilue des bacilles apportés sur la peau du malade par des parcelles de crachats. Le principal auteur de la dissémination des bacilles, celui qui produit le plus souvent la contagion, est donc : le *crachat,* quand il contient de ces bacilles en nombre suffisant, c'est-à-dire quand la lésion tuberculeuse est ouverte dans les bronches.

Vous pourrez donc supposer que les *crachats des tuberculeux* sont d'autant plus dangereux que les malades sont à un degré plus avancé de la maladie. Cette supposition, logique, est cependant démentie par les faits; et la richesse des crachats en bacilles ainsi que la quantité totale des bacilles éliminés par expectoration en 24 heures ne sont pas nécessairement en rapport avec le développement auquel est parvenue la maladie. Et, bien qu'en général ce soient les tuberculeux au *deuxième degré* qui éliminent le plus de bacilles (jusqu'à 15 et 20 milliards par jour), il y a parfois des tuberculeux au *premier degré* qui, quoique ne crachant pas, éliminent plus de bacilles que des tuberculeux au *troisième degré* à expectoration abondante.

L'important n'est donc point tant la période de la maladie, mais bien l'*existence d'une lésion ouverte.*

Or cette dernière ne peut être révélée avec certitude que par l'*examen bactériologique.* Il y a, en effet, des malades faiblement touchés en apparence : tousseurs, asthmatiques, bronchiteux, emphysémateux, débilités, qui, sans qu'on s'en doute, sèment autour d'eux la tuberculose; et c'est ainsi qu'on voit apparaître dans des familles, jusque-là indemnes, des tuberculoses osseuses, ganglionaires ou pulmonaires, qui ont eu pour origine une contamination ancienne par des tuberculeux ignorés : domestiques, parents âgés atteints de catarrhe bronchique, membres de la famille porteurs de lésions tuberculeuses atténuées mais contagieuses.

La nécessité s'impose donc de soumettre à l'examen médical et à l'examen bactériologique de leurs crachats tous les sujets suspects, c'est-à-dire tous les gens qui maigrissent progressivement sans cause apparente, qui toussent ou crachent d'une façon persistante.

Comment les bacilles contenus dans les crachats, principaux agents de la contagion, sont-ils transmis aux individus sains?

Telle est la question qui se présente maintenant naturellement à l'esprit.

Les conditions de cette transmission varient selon que le crachat, plus ou moins récemment émis, demeure à *l'état humide*, ou passe à *l'état sec*.

A *l'État humide*, ces crachats peuvent venir souiller les mains qui les rencontrent et, comme ils contiennent une quantité formidable de bacilles, ils peuvent, si les mains ainsi souillées sont portées à la bouche, déterminer une contamination intense par les voies digestives. Les enfants qui *font des pâtés*, les infirmières qui manipulent des crachoirs, sont exposés, faute d'un lavage opportun de leurs mains, à ce genre de contamination. Celle-ci peut se produire, encore bien que d'une façon un peu différente, au cas de blessure par un fragment de crachoir infecté.

Quoi qu'il en soit, ces modes de contamination par crachats humides sont peu fréquents, et c'est à *l'état sec* que les crachats sont de beaucoup les plus dangereux. En se desséchant en effet, ils s'éparpillent en fines poussières; et, si celles-ci ne contiennent qu'une dose relativement faible de bacilles, elles ont la redoutable facilité de pénétrer directement dans les voies respiratoires et de les contaminer, sans que rien vienne attirer l'attention sur cet événement si minime et pourtant si gros de conséquences.

Et, fort malheureusement, tout concorde à rendre particulièrement fréquente et efficace l'inhalation de ces poussières de crachats :

La dessiccation des crachats est, tout d'abord ordinairement assez rapide pour être complète avant que la virulence des bacilles ait pu subir une atténuation, car, suivant le volume du crachat, la température et l'humidité de l'air et sa vitesse de renouvellement, l'intensité de la lumière solaire, cette dessication ne demande guère plus que de 12 à 24 heures.

Puis, des actions mécaniques multiples, comme le brossage, le frottement, les secousses quelconques, viennent le plus souvent faciliter la fragmentation, la pulvérisation du crachat desséché; et les minuscules parcelles de ce crachat, poussières ténues et légères, peuvent dorénavant flotter aisément dans l'air et être transportées par ses courants, ses remous, à des distances plus ou moins grandes avec leur charge meurtrière de bacilles.

Dès lors vous concevez avec quelle facilité, aspirées avec force au moment de l'*inspiration*, elles s'engouffrent avec l'air respiratoire jusqu'au plus profond des poumons : jusqu'à l'alvéole pulmonaire, c'est-à-dire le meilleur des terrains pour l'ensemencement des bacilles de Koch, puisqu'il est démontré qu'à dose égale leur inoculation dans le poumon y détermine des lésions plus graves que dans n'importe quelle autre partie du corps.

Vous apercevrez déjà tout le parti qu'on peut tirer au point de vue de l'institution de la prophylaxie antituberculeuse, des données que je viens de vous exposer, et pourquoi il est indispensable pour vous de bien connaître toutes les circonstances qui augmentent ou qui diminuent le danger de la transmission bacillaire par les crachats.

Les circonstances qui augmentent ce danger sont toutes celles qui favorisent la conservation de la virulence des bacilles, la dessiccation et la pulvérisation des crachats :

Telles sont : l'*obscurité*, qui, comme vous le savez déjà, prolonge l'existence des bacilles; *la sécheresse de l'air*, qui active la dessiccation; l'*absorption des crachats par des surfaces rugueuses*, comme celles des tapis, des couvertures, des étoffes, des mouchoirs, surfaces qui pompent la partie liquide des crachats; *les actions mécaniques*, brossage, balayage, battage, piétinement, danse, etc..., qui favorisent la pulvérisation des crachats, surtout si elles s'exercent sur des surfaces rudes, irrégulières, ou des surfaces peluchcuses, auxquelles elles arrachent des fils légers capables de se maintenir en suspension dans l'air.

Aussi est-il dangereux de manipuler sans précaution les tapis, les draps, les couvertures, souillés par des crachats tuberculeux, de balayer, d'épousseter à sec les locaux contaminés, de laisser les tuberculeux cracher dans un mouchoir, où les crachats, rapidement desséchés, sont pulvérisés par le froissement du linge en fines poussières, qui s'éparpilleront en tous sens quand ce mouchoir sera de nouveau déplié.

Les circonstances qui diminuent le danger de la transmission bacillaire par les crachats sont, au contraire, celles qui atténuent ou suppriment la virulence des bacilles ou qui s'opposent à la pulvérisation des crachats et à la dispersion de leurs poussières.

Telles sont : *la lumière*, qui est, je vous l'ai déjà dit, un désinfectant précieux; elle agit avec efficacité sur les poussières bacillifères qui sont rendues lentement inoffensives par la lumière diffuse, mais très rapidement par les rayons directs du soleil; l'*humidité*, qui conserve aux crachats leur viscosité, leur consistance pâteuse, surtout s'ils sont directement atteints par des gouttelettes d'eau. Aussi aurons-nous plus tard à insister sur l'utilité prophylactique de l'insolation, du nettoyage humide des locaux contaminés, de l'aspersion des linges souillés par les tuberculeux.

Nous n'en avons pas fini avec les dangers présentés par l'expectoration des tuberculeux; le crachat n'en est pas la seule expression, car il en existe d'autres, représentées par ce qu'on pourrait appeler les *succédanés du crachat.* Ce sont :

Les parcelles de crachat égarées hors du crachoir, que les malades affaiblis projettent autour de ce récipient quand leur expectoration est visqueuse et difficile à détacher, qui s'écoulent sur leur lit ou leurs vêtements, dont ils souillent les mains, ou qui polluent leurs moustaches retombantes. Elles peuvent encore être projetées à distance quand une quinte de toux survient pendant l'expectoration.

Les postillons ou gouttes minuscules de salive, qui se sont chargées, au passage dans la bouche, d'un petit nombre de bacilles amenés des bronches par les crachats, et qui sont expulsées violemment sous l'influence de la toux, du rire, des cris ou de la parole.

Les gouttelettes bacillifères pulvérisées par la toux ou l'éternuement et qui sont une sorte de vapeur de crachats entraînée par l'expulsion violente de l'air hors des bronches. Elles sont fort dangereuses, en raison de leur ténuité extrême qui leur permet de flotter un certain temps dans l'air et de pénétrer facilement dans les voies respiratoires des personnes avoisinantes. Heureusement, elles ne contiennent en général qu'une petite quantité de bacilles, et leur *portée* ne dépasse pas 50 à 80 centimètres; si bien qu'à une distance d'un mètre, le nombre des bacilles qu'on est exposé à respirer est si faible que le danger est positivement insignifiant et que, même dans des locaux peuplés de tuberculeux, ces gouttelettes ne constituent qu'un risque minime de contagion.

Toutefois, la répétition fréquente de ces petites inhalations bacillaires pourrait devenir redoutable, surtout pour des sujets jeunes ou des enfants; aussi est-il bon de s'en prémunir en évitant de se trouver dans l'axe de projection de ces gouttelettes bacillifères, et faut-il exiger des tousseurs qu'ils mettent, pendant la toux, leur main ou leur mouchoir devant leur bouche.

Pour en finir avec les différents modes de la *transmission* des bacilles, il me faut vous signaler un dernier danger, c'est celui que présente : *L'infection bacillaire de la bouche,* qui, chez les tuberculeux, est contaminée par le passage des crachats. Leur mucus pharyngé et leur salive deviennent ainsi bacillifères, comme je vous l'ai déjà signalé à propos du danger des postillons, et peuvent donc devenir des agents de contagion. Les malades peuvent donc transmettre à d'autres leurs bacilles, soit en les embrassant, soit par l'intermédiaire du livre qu'ils ont feuilleté d'un doigt mouillé, ou d'une lettre qu'ils ont souillée en passant la langue sur la colle du timbre ou de l'enveloppe, soit par celui d'ustensiles de table mal ou pas nettoyés. Il est vrai que le petit nombre de bacilles contenus dans le mucus pharyngé ou la salive, et le milieu humide qui leur sert de véhicule diminuent notablement le danger de ce mode de contamination. Mais il est au moins un cas de ce genre où celle-ci est assez intense pour déterminer une infection tuberculeuse grave par voie amygdalienne, pharyngée ou intestinale : c'est celui des enfants nourris par des femmes tuberculeuses qui portent la cuiller à leur bouche pour goûter les aliments destinés à leurs nourrissons.

En dehors des bacilles de Koch disséminés autour d'eux par les tuberculeux, la transmission de la tuberculose peut encore s'effectuer par les bacilles contenus dans le *lait et la viande des animaux tuberculeux.*

L'homme n'a pas, en effet, le privilège de cultiver seul *le bacille de Koch.* Un grand nombre d'autres êtres vivants peuvent héberger ce microbe et contracter la tuberculose.

Koch, dans les dernières années de sa vie, essaya bien d'établir que les bacilles tuberculeux de l'homme étaient d'une espèce différente des bacilles tuberculeux des animaux, mais il paraît maintenant nettement démontré qu'il y a une seule et même espèce de bacilles pour toute la série animale, l'homme compris.

La tuberculose des *bovidés*, en particulier, est de tous points identique à celle de l'homme et sévit chez eux avec une très grande fréquence.

Toutefois les bacilles acclimatés sur un certain terrain se transportent plus facilement sur un terrain de même nature que sur un terrain de nature différente; et c'est en partie ce qui a conduit *Nocard* à émettre les conclusions suivantes, aujourd'hui universellement admises : « La viande des animaux tuberculeux peut, dans certains cas, offrir quelque danger, mais c'est très exceptionnellement qu'elle est dangereuse, et, dans ce cas, elle l'est toujours à un faible degré pour peu qu'elle ait subi une cuisson suffisante. »

Il n'en est peut-être pas de même pour le *lait provenant des vaches tuberculeuses* (ce qui est le cas de près d'un tiers du lait livré à notre consommation, puisque 30 % des échantillons fournis par les laitiers des grandes villes présenteraient, d'après certains auteurs, des germes de la tuberculose). Cet aliment si précieux, qui constitue la base de la nourriture des vieillards, des enfants et des malades, doit donc être toujours soigneusement stérilisé, sous peine de pouvoir provoquer une tuberculose par ingestion de bacilles, surtout chez les nourrissons, dont on connaît l'extrême susceptibilité à la maladie.

Vous savez maintenant quand et comment les tuberculeux émettent des bacilles autour d'eux, comment ces bacilles parviennent jusqu'aux individus sains, il vous reste à apprendre : par quelles portes ces bacilles vont pouvoir pénétrer dans l'organisme de ces individus.

Les *Portes d'entrée du bacille* sont, dans la grande majorité des cas, les *voies respiratoires*, beaucoup plus rarement les *voies digestives*, et exceptionnellement les *tissus cutanés et sous-cutanés*.

Les *voies respiratoires* sollicitent, pourrait on dire, l'entrée des bacilles par l'aspiration énergique des mouvements inspiratoires. On a prétendu qu'il était impossible que le transport des bacilles puisse s'effectuer d'emblée jusqu'aux petites bronches et jusqu'aux alvéoles pulmonaires. Pourtant l'expérience nous apprend que des poussières, comme celles du charbon, inhalées par certains individus, se localisent, comme d'ailleurs le bacille de Koch, au sommet du poumon, et s'y accumulent en quantités telles que la coupe de ce poumon, littéralement incrusté de ces poussières charbonneuses, présente une coloration noire caractéristique et visible à l'œil nu. Comment ces particules minérales, relativement volumineuses, y parviendraient-elles si ce n'est directement? Elles sont beaucoup trop grosses pour y être apportées par les vaisseaux lymphatiques ou les capillaires sanguins, à travers lesquels leur volume leur interdit de circuler.

Elles sont donc certainement parvenues directement au plus profond du poumon; et dès lors on s'explique qu'il en puisse être de même des bacilles de Koch, infiniment plus petits et plus légers, et charriés sur des particules de poussières extrêmement ténues et fort aisément déplaçables.

Peut-être, dans certains cas, les bacilles déposés sur les premières voies respiratoires : fosses nasales, bouche, larynx, gagnent-ils de là le poumon par la voie lymphatique et sanguine, mais il est très probable que ce mécanisme est très rare et que, plus souvent, les bacilles de Koch, collés sur ces muqueuses, y demeurent arrêtés, à moins qu'une occasion favorable ne se présente pour eux de continuer leur marche offensive vers le poumon.

Les *voies digestives*, nous l'avons vu, peuvent servir de porte d'entrée aux bacilles, soit que ceux-ci y soient apportés par des aliments contaminés, ce qui est fort rare, soit qu'ils y pénètrent en nombre considérable avec des crachats tuberculeux déglutis, ce qui est beaucoup plus fréquent. Dans les deux cas, ils peuvent traverser le tube digestif sans l'infecter. Mais ils peuvent aussi y déterminer des lésions locales, ou même, absorbés par les chylifères, passer de la lymphe dans le sang, qui les transportera au poumon, vers lequel ce dernier se dirige incessamment.

Les tissus cutanés et sous-cutanés jouent comme portes d'entrée un rôle excessivement rare. Il semble prouvé que les bacilles sont incapables de passer à travers la peau saine et qu'il soit pour cela nécessaire qu'il existe à celle-ci une solution de continuité, qu'un traumatisme ou une lésion antérieure aient déterminé une effraction de l'épiderme. Lorsque les bacilles pénètrent par cette voie d'accès, ils demeurent généralement localisés au voisinage du point d'inoculation et y provoquent sur place des lésions comme le tubercule anatomique ou le lupus sans généralisation. Toutefois il est des cas, peu communs d'ailleurs, où, par invasion lymphatique ou sanguine, voire par continuité, ils parviennent au poumon et amènent l'éclosion d'une tuberculose pulmonaire.

En résumé, tout concorde à vous expliquer pourquoi la *contamination bacillaire intense par l'intermédiaire des crachats des tuberculeux* et *par voie d'accès directe au poumon*, est le mode principal et constitue le seul *gros danger de la contagion tuberculeuse*, et pourquoi cette contamination est le plus souvent suffisante pour transmettre la tuberculose aussi bien à un individu vigoureux qu'à un individu affaibli.

Néanmoins, il est indéniable qu'une foule de circonstances peuvent favoriser soit la rencontre du contage, soit le développement de la maladie. Une de ces circonstances favorables aux méfaits de la tuberculose mérite tout d'abord de retenir notre attention, et vous n'êtes pas sans connaître déjà l'importance qu'on attribue en pareille matière à la question de l'hérédité.

QUESTION DE L'HÉRÉDITÉ.

L'hérédité de la tuberculose est un des faits les mieux établis de la pathologie, et, depuis Hippocrate, on sait qu'un phtisique naît souvent d'un phtisique Cependant, les médecins, d'accord sur le fait, ont été longtemps loin de s'entendre sur la fréquence de l'hérédité tuberculeuse et sur son mécanisme. Deux opinions étaient en présence. On paraît de nos jours accorder qu'elles sont toutes deux admissibles, dans des proportions très inégales, que nous allons tâcher de déterminer.

La première peut se formuler ainsi : L'hérédité de la tuberculose est directe; le bacille déposé dans l'organisme de l'enfant vient du sang du père ou de la mère. C'est ce qu'on appelle *l'hérédité de la graine*, hérédité directe ou vraie, l'hérédo-contagion.

A cet égard, on ne peut nier quelques faits bien établis d'hérédo-contagion, de passage direct du bacille du sang de la mère dans le sang de l'enfant nouveau-né, déterminant chez ce dernier une tuberculose congénitale; mais cette transmission est excessivement rare, et, quand elle se produit, c'est si faiblement que l'enfant n'en présente aucun trouble apparent. Les bacilles, en effet, sont arrêtés au niveau des ganglions lymphatiques, et n'y conservent qu'une virulence atténuée, jusqu'à ce qu'une occasion propice, une rougeole, une scarlatine, une coqueluche, vienne réveiller leur activité et provoquer l'éclosion de la tuberculose.

Il semble donc bien que l'hérédité de la graine ne confère qu'une tuberculose latente, mais c'est peut-être à cette dernière qu'on pourrait attribuer la brusque et violente explosion de certaines tuberculoses extrêmement graves (comme la méningite tuberculeuse des tout jeunes enfants) qui ont l'apparence d'une infection primitive, et ne semblent pas succéder à d'autres lésions bacillaires.

La seconde opinion touchant l'hérédité tuberculeuse admet que les enfants issus de phtisiques sont simplement prédisposés à la tuberculose, à la fois par cohabitation avec leurs parents malades et par la qualité du terrain qu'ils offrent au bacille de Koch par suite d'imperfections organiques, de débilité, de troubles de la nutrition... etc... C'est ce qu'on désigne sous le nom d'*Hérédité de terrain*, et c'est certainement de beaucoup la forme d'hérédité qui intervient le plus fréquemment. Les sujets ainsi prédisposés héréditairement offrent peu de résistance à la graine rencontrée, et, pour eux, la contagion est facile, mais non fatale, si les précautions hygiéniques nécessaires sont prises à leur égard. Nous verrons en traitant de la prophylaxie en quoi consistent ces précautions.

LES CAUSES FAVORISANTES.

En dehors de cette hérédo-prédisposition spécifique, de la sensibilisation du terrain des descendants par la tuberculose des parents, certaines maladies des ascendants créent également une sorte de réceptivité des enfants à l'infection bacillaire.

L'*Alcoolisme* joue à cet égard un rôle de premier ordre, qui nous a déjà expliqué la distribution géographique de la tuberculose dans notre pays, où les départements les plus bacillisés sont aussi les plus alcoolisés. La débilité profonde des enfants d'alcooliques les met à la merci de la contamination tuberculeuse, et les conséquences de cette lamentable aptitude sont des plus dangereuses autant pour les individus que pour la race. L'*Inconduite*, qui va souvent de pair avec l'ivrognerie, a des conséquences analogues.

D'autres *intoxications*, comme celle causée par le plomb, et en particulier par la *céruse*, créent aussi, chez les descendants directs des plombiers, des peintres en bâtiments, des typographes, la prédisposition à la tuberculose.

A côté de ces influences pathologiques, il en est d'autres, sociales ou ethniques, qui s'exercent dans le même sens défavorable à l'individu, telles que la *consanguinité* (c'est-à-dire le résultat du mariage entre sujets issus du même sang), à laquelle on attribue la tuberculose endémique qui règne à l'île de Man, où ces sortes d'union sont nombreuses, ou la *procréation tardive*, qui rend particulièrement sensibles à la tuberculose les enfants issus de parents âgés.

C'est encore à l'hérédité qu'on peut rattacher la réceptivité bacillaire de certaines *races*. Ainsi, en Europe, les Irlandais contractent facilement une tuberculose à forme grave, en Amérique la maladie frappe davantage les nègres que les blancs, en Asie les Chinois en sont particulièrement éprouvés.

D'*autres causes favorisantes* interviennent encore, soit en rendant plus fréquents les risques de la contagion tuberculeuse par contamination bacillaire intense, soit en préparant favorablement le terrain organique à l'ensemencement et au développement de la tuberculose, « en lui faisant son lit », comme on l'a dit de façon fort imagée. Ce sont : l'influence des milieux et les prédispositions individuelles.

L'*Influence des milieux* s'exerce, d'une part, par la multiplication des risques de contagion, d'autre part, par la débilitation de l'individu. La simple observation démontre à quel point ces conditions défavorables sont réunies par *l'existence dans les grands centres urbains*, où le nombre des phtisiques est en proportion de la densité de la population, où l'air est insuffisamment dispensé à chacun, vicié, défectueux en qualité et en quantité, où dans des locaux exigus, encombrés, privés de soleil, la vie est plus âpre, plus nerveuse, plus débilitante physiquement et moralement, où l'alimentation est moins saine, plus sophistiquée, et surtout l'alcoolisme plus fréquent.

Et dans ces agglomérations, il existe des centres plus malsains, parce que la promiscuité de leurs habitants, la malpropreté, le surmenage, le défaut d'aération, d'insolation, d'alimentation suffisante, y sont portés au comble : ce sont les bureaux, les ateliers, les grands magasins, parfois aussi, malheureusement, les casernes, les prisons, les asiles d'aliénés, pourtant soumis à la surveillance de l'État, et surtout les quartiers pauvres.

On a tracé des cartes de Paris, dont la lecture est d'une éloquence navrante et dont les parties sombres (au propre et au figuré) indiquent à la fois les quartiers les plus surpeuplés et aussi ceux qui sont le plus ravagés par la tuberculose.

On comprend ainsi la rapidité avec laquelle disparaissent, fauchés par le terrible fléau, les malheureux qui, attirés par le mirage de la grande ville, abandonnent la campagne pour venir s'étioler dans les taudis citadins. Petites Bretonnes, bonnes à tout faire des quartiers populeux, jeunes Limousins, compagnons traditionnels de la truelle, disparaissent ainsi chaque année par milliers, victimes de leur désertion du sol natal.

Cependant ce ne sont ni l'altitude, ni le climat, ni la sécheresse, ni l'humidité de l'air, ni sa température, qui conditionnent le développement plus ou moins intense de la tuberculose; elle peut s'implanter dans tous les pays et sous toutes les latitudes, mais elle s'étend proportionnellement à *la densité de la population.*

Les prédispositions individuelles qui favorisent l'action de la tuberculose peuvent être congénitales ou peuvent avoir leur source dans certains états physiologiques ou pathologiques.

Les prédispositions congénitales sont extrêmement importantes à déceler. Elles se traduisent par un aspect spécial de tout l'individu, qui, dès la jeunesse ou l'adolescence, est sujet à une croissance rapide et en longueur (qui a fait donner aux sujets de ce genre le nom d'*hommes peupliers*). Le prédisposé à la tuberculose présente une blancheur éclatante de la peau qui contraste, au visage, avec la rougeur intense des pommettes, une longueur et une gracilité particulières du cou. Sa poitrine est étroite, ses omoplates se détachent du dos à la manière de petites ailes; ses yeux, enfoncés dans l'orbite et cernés, au blanc bleuté, aux cils démesurément longs, ont un regard profond, étrange « enveloppant ». Son système pileux est très développé, particulièrement dans la région du dos située entre les deux épaules, où il forme une petite bande très apparente, et cet appareil pileux est souvent bicolore, c'est-à-dire que la coloration des poils d'une partie du corps (comme les cheveux, qui sont souvent de la teinte spéciale connue sous le nom de blond vénitien et qu'on voit dans certains portraits du Titien ou certaines têtes de femmes maladives peintes par Henner) contraste avec la coloration brune ou châtain de ceux des autres régions.

Le prédisposé présente encore d'autres particularités, comme des taches de rousseur, la tendance à la cyanose et au refroidissement des extrémités, la propension aux engelures.

Mais, de tous ces caractères, le plus typique est la conformation spéciale du thorax, rétréci dans sa largeur, aux clavicules fuyantes, aux muscles insuffisants, conformation qui répond à la diminution de la capacité respiratoire et qui explique dans une certaine mesure la rapidité de la fatigue qu'éprouve le sujet au moindre effort, et aussi la faiblesse de sa nutrition.

Certains états physiologiques ont une influence indéniable sur le développement de la tuberculose. A maintes reprises nous avons déjà eu à noter celle de l'âge et la plus grande fréquence de la tuberculose entre 18 et 35 ans. La grossesse et l'allaitement favorisent également la contamination et l'évolution de la maladie. Il en est de même de certaines professions : ce sont naturellement celles qui exposent à une vie sédentaire dans des locaux mal tenus, mal aérés, trop encombrés, au surmenage et à la mauvaise hygiène.

Enfin certains *états pathologiques* ont une influence non moins indubitable et bien établie par l'expérience médicale.

Bien entendu ce sont, en première ligne, les maladies aiguës de l'appareil respiratoire : bronchite, catarrhes, broncho-pneumonie, et des affections plus rares, comme le kyste hydatique du poumon et la dilatation des bronches. Quant à la *pleurésie*, elle n'est le plus souvent qu'une première manifestation de l'infection bacillaire et l'avant-courrière de la tuberculose pulmonaire.

Cette dernière peut encore avoir comme point de départ un *trau-*

matisme exercé sur la paroi thoracique et déterminant des contusions ou une fracture des côtes ou des clavicules.

Un fait curieux a été signalé, à titre d'exemple de traumatisme de ce genre, c'est la fréquence de la tuberculose pulmonaire chez les *bateliers du Rhône*. Ces mariniers se servent, pour manœuvrer leur bateau, d'une longue perche, qu'ils nomment l'*karpi*, et dont l'extrémité se fixe dans la région sous claviculaire. Les pressions répétées de cet instrument occasionnent sur le haut de la cage thoracique une sorte de traumatisme chronique, qui retentit sur le sommet du poumon et semble bien y favoriser le développement de la tuberculose.

Les *affections du tube digestif*, qui entravent l'alimentation normale, doivent aussi être mises au premier rang de celles qui prédisposent à la tuberculose, et je vous ai déjà souligné le rôle néfaste de certaines *maladies infectieuses*, en particulier de la coqueluche, de la variole, et surtout de la rougeole et de la grippe.

Pour clore l'exposé des rapports de la tuberculose avec les autres affections de l'économie, il sied de dire un mot de ses relations sympathiques avec les « diathèses », qui sont plutôt des *états anormaux de l'organisme* que des maladies.

Vous connaissez toutes, au moins de nom, une des *diathèses* les plus répandues dans l'humanité : l'*arthritisme*, apanage des individus à vie sédentaire et trop bien nourris. L'arthritisme a eu longtemps la réputation de constituer un terrain défavorable au développement de la tuberculose pulmonaire. C'est là une erreur, mais si de multiples manifestations de l'arthritisme, ou des diathèses voisines, comme la goutte par exemple, paraissent dépourvues d'influence à cet égard, le *diabète sucré*, qui a avec elles des liens étroits de parenté, réalise au contraire une très puissante prédisposition à la tuberculose pulmonaire; celle-ci frappe un très grand nombre de diabétiques et entraîne souvent leur trépas.

Quant à la *scrofule*, diathèse à laquelle se rattachent le lupus, les écrouelles, l'impétigo, l'eczéma, l'hypertrophie des amygdales et certaines catégories d'abcès froids, elle n'est à proprement parler qu'une tuberculose atténuée : la *scrofulo-tuberculose;* et si les portes d'entrée qu'offrent ses lésions favorisent l'infection bacillaire, elle confère, par contre, aux sujets scrofuleux, une grande résistance au virus tuberculeux, et, chez eux, les lésions tuberculeuses ont une tendance à évoluer lentement, à rester peu virulentes, à ne pas se généraliser et à guérir facilement.

C'est ce qu'on observe notamment chez les enfants porteurs de ganglions où semblent s'être localisés les bacilles; ils sont en quelque sorte vaccinés par cette bacillose ganglionnaire et ne font que de la tuberculose atténuée.

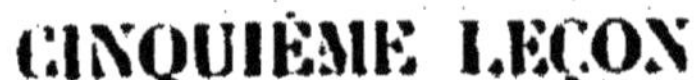

CINQUIÈME LEÇON

CINQUIÈME LEÇON

La prophylaxie antituberculeuse. — Ses règles générales dans les milieux familliaux. — A l'hôpital, au sanatorium, au dispensaire.

LA PROPHYLAXIE ANTITUBERCULEUSE.

Ainsi que je me suis efforcé de vous le démontrer dans les précédentes leçons, la fréquence et la gravité de la tuberculose, et aussi, comme vous le verrez par la suite, la longueur, la difficulté, l'incertitude même des meilleurs traitements appliqués à cette maladie, donnent une importance capitale à sa *prophylaxie*, et il est permis de penser que c'est dans les mesures propres à empêcher la propagation de cette affection, plus que dans une thérapeutique curative, que la société trouvera le remède le plus sûr contre ce redoutable fléau.

Cette prophylaxie, en somme très simple, et qui se déduit logiquement des enseignements de l'expérience et de la clinique, consiste néanmoins en une série de minutieuses précautions, qui supposent souvent un changement radical dans la vie et les habitudes des malades et de leur entourage. Aussi parait-il nécessaire pour les, leur faire accepter, de leur en expliquer la nécessité.

Une question se pose donc, dès l'abord : *Doit-on dire au malade qu'il est tuberculeux?*

En théorie, il n'est pas douteux que la réponse doive être affirmative. Mais, dans la pratique, des nuances s'imposent : Il est des cas désespérés où il serait inhumain de laisser soupçonner au malade la gravité de son état : un phtisique, parvenu sans savoir le nom de sa maladie à la période cachectique, déduira sans peine, si le mot de « tuberculose » est prononcé, qu'à ce stade il n'est plus pour lui de chances de guérison. Confiné qu'il est au lit ou à la chambre, sa contagiosité peut d'ailleurs être aisément combattue, sans son propre consentement; dans ce cas, il semble suffisant que l'entourage seul soit édifié sur la nature du mal et les précautions à prendre.

Dans les autres cas, si la nécessité de dire la vérité au malade est, pour une foule de raisons trop faciles à comprendre, incontestable, il n'en est pas moins vrai qu'elle ne doive lui être dite qu'avec circonspection et ménagement, et que le fâcheux effet de sa révélation doive être adroitement atténué par le déploiement de tous les arguments susceptibles de provoquer en lui l'espoir, très légitime, d'une guérison toujours possible, qu'on ne doit pas manquer de lui présenter comme une certitude.

C'est affaire de tact et de doigté, et personne n'est doué autant que l'infirmière de la douceur, de la patience, de l'habileté convaincante, qu'il faut pour amener le malade à accepter la vérité sans s'en exagérer la portée.

Ce sera surtout son rôle à l'hôpital, au dispensaire, où le temps est trop mesuré au médecin pour laisser place aux circonlocutions, et où il lui est souvent impossible de donner aux malades des précisions dont la concision risquerait d'être brutale; et c'est en entrant plus intimement en contact avec eux et avec leur entourage que l'infirmière pourra les instruire sans hâte et sans brusquerie des dangers encourus et des mesures utiles à prendre.

Ceci dit, nous allons passer à l'étude des *règles de la prophylaxie*, dans le milieu familial d'abord, puis dans les milieux hospitaliers.

On pourrait presque les résumer d'un mot : « *faire la chasse aux crachats* », puisque les crachats des phtisiques sont les grands agents de la dissémination de la tuberculose. Mais vous allez voir que la chose, si elle n'est pas irréalisable, est infiniment compliquée. Quoi qu'il en soit, la guerre aux crachats domine toute la prophylaxie antituberculeuse, et *la première notion à vulgariser dans tout le public est qu'il n'est pas indifférent « de cracher n'importe où et n'importe comment »*. Il ne faut pas se lasser de le répéter; et la discipline imposée à cet égard aux phtisiques doit devenir une *règle commune*, observée par tous. Son application générale aurait d'ailleurs l'avantage de nous préserver de nombre de rhumes, de bronchites, d'angines, de pneumonies, dont le mécanisme de contagion est le même.

RÈGLES DE LA PROPHYLAXIE DANS LES MILIEUX FAMILIAUX.

Le premier principe de la prophylaxie dans les milieux familiaux est donc le suivant :

Obtenir des malades qu'ils ne crachent jamais ailleurs que dans un crachoir quotidiennement vidé et désinfecté.

Ce principe doit être rigoureusement observé, et je vous rappelle à ce propos qu'il faut apprendre au malade à *bien cracher*, et à ne pas avaler les matières détachées par la quinte de toux et arrivées dans la cavité buccale, afin d'éviter la contamination du tube digestif.

Pour parvenir à la stricte observation de ce principe, le malade doit être pourvu de deux crachoirs : un crachoir de chambre et un crachoir de poche.

Le crachoir de chambre doit réunir, pour répondre à son but, les qualités suivantes : il doit être *largement ouvert* pour recueillir facilement l'expectoration sans que ses bords risquent d'être souillés; *facile à tenir* pour être saisi facilement et aisément maintenu, où qu'il se trouve, et même dans l'obscurité; *offrir une large base*, pour ne pas risquer d'être renversé; *n'être ni trop petit*, afin de pouvoir contenir au moins l'expectoration des 24 heures, *ni trop grand*, ce qui le rendrait incommode à manier. Il doit de plus *présenter des parois unies*, bien accessibles de tous côtés, à l'extérieur comme à l'intérieur, et ne pas comporter d'accessoires inutiles, comme un entonnoir surajouté. Qu'il soit en tôle émaillée, en métal quelconque, en verre résistant ou en porcelaine, peu importe, pourvu qu'il soit *facile à désinfecter* et *inoxydable par les antiseptiques* d'usage courant. Il n'est pas nécessaire qu'il possède un couvercle, et si on veut le défendre contre les incursions des mouches, on en fabriquera un aisément et à peu de frais en découpant, dans un morceau de zinc, un disque, qu'on munira d'un anneau et sur les bords duquel on taillera 3 encoches, en rabattant les languettes de zinc ainsi formées.

En tout cas, il faut se garder de recouvrir le crachoir de feuilles de carton ou de papier, qui pourraient, une fois souillées, être posées et oubliées n'importe où et manipulées ensuite par des personnes distraites ou inaverties.

Dans la plupart des cas, le crachoir devra être garni *d'un liquide antiseptique*, car, bien que la masse formée par les crachats collectés soit assez liquide pour s'opposer longtemps à la dessiccation, celle-ci peut finir par se produire surtout sur les parties latérales quand l'expectoration est visqueuse.

Le liquide a, d'ailleurs, l'avantage d'attirer par capillarité ces bavures déposées sur les parois. Cette addition de liquide est indispensable si les crachats ont tendance à se putréfier, à prendre une mauvaise odeur, ou à attirer les mouches.

Bien entendu, le crachoir ne doit recevoir aucun liquide si on se propose d'observer les caractères des crachats ou de les soumettre à l'examen bactériologique.

Le liquide antiseptique à employer doit être de ceux qui agissent le plus efficacement contre le bacille de Koch, qui fluidifient le mieux les crachats et s'opposent le mieux à leur putréfaction. Il ne doit pas présenter d'odeur désagréable et, point important, être *bon marché*. Le meilleur est la *solution savonneuse alcaline de formol*, dont je vous indiquerai tout à l'heure la formule et le mode de préparation.

Le crachoir de chambre doit, avons-nous dit, être vidé et désinfecté quotidiennement, et naturellement il ne saurait être question d'employer pour le désinfecter les moyens qui demandent un matériel spécial et trop encombrant pour être installé à domicile.

Les crachats ayant subi l'action du liquide antiseptique contenu dans le crachoir peuvent être sans inconvénient vidés dans les cabinets; puis, le crachoir sera rempli de la même solution, ou, mieux, plongé tout entier dans un vase contenant une solution analogue. Dans les deux cas, il sera bon de prolonger pendant 24 heures l'action de l'antiseptique, ce qui implique un jeu de deux crachoirs.

Quand le tuberculeux n'est pas alité, il doit posséder en outre un :

Crachoir de poche. Celui-ci doit être parfaitement étanche, d'une ouverture facile et d'une fermeture solide. Il en est qui s'ouvrent d'une seule main et sont pourvus d'un entonnoir intérieur qui retient, comme les poissons dans une nasse, les crachats si le crachoir est renversé; d'autres ont un couvercle qui se dévisse, ou se manœuvre par un dispositif en baïonnette, comme le couvercle avec rondelle de caoutchouc du modèle de Leune, pratique, peu coûteux, et d'une absolue étanchéité.

La désinfection du crachoir de poche doit être effectuée, elle aussi, quotidiennement et soigneusement : après vidage des crachats dans le crachoir de chambre, ou, au pis aller, dans la fosse d'aisances, on y verse une solution antiseptique, comme la *solution alcaline de formol*, et on l'agite fortement; on essuie soigneusement le couvercle et l'extérieur avec un petit morceau de chiffon imbibé du même liquide bactéricide, puis on jette aux cabinets le linge contaminé et le contenu du crachoir.

Une désinfection plus rigoureuse peut se pratiquer si la nature du crachoir de poche s'y prête en le faisant bouillir dans de l'eau additionnée de 10 pour 100 de carbonate de soude. Il va de soi que ces précautions, pour simples qu'elles soient, demandent de la part du malade un *véritable apprentissage*, et qu'il faudra beaucoup de patience à l'infirmière pour les lui expliquer, les lui faire comprendre et principalement les lui faire observer; cela surtout chez le malade de ville, qui, contrairement au malade d'hôpital ou de sanatorium fortement discipliné, est toujours indépendant, sceptique même, et en tous cas prompt à s'affranchir de tout souci de prophylaxie, dès qu'il se sent mieux ou se croit guéri, quelquefois même, par une sorte de monstrueux égoïsme, quand il se sent perdu.

C'est en pratiquant elle-même devant lui les différentes manœuvres méthodiques de la désinfection et de l'entretien des crachoirs, en les lui faisant accomplir devant elle, que l'infirimière obtiendra de lui l'habitude automatique, réflexe, de les effectuer hors de sa présence. Elle devra lui montrer aussi à ranger soigneusement, *dans un endroit spécial et hors de la portée des enfants*, tout ce qui sert à ce différentes manipulations. Enfin elle démontrera au malade, ou aux personnes de son entourage qui participeraient à la toilette des crachoirs, la nécessité impérieuse de se nettoyer les mains avec la plus scrupuleuse attention immédiatement après celle-ci.

Les malades une fois bien convaincus de l'importance primordiale de recueillir dans leurs crachoirs toutes leurs expectorations, même minimes, comme celles de la salive provoquée par l'usage du tabac, et bien mis au fait de l'entretien de ces crachoirs, la tâche de l'infirmière antituberculeuse n'est pas encore finie.

Tout d'abord, ce premier principe ne peut pas toujours être strictement obéi par les malades, soit qu'il s'agisse de tuberculeux avancés, si affaiblis qu'ils ne puissent plus tenir un crachoir, ni détacher pour les y expectorer des crachats épais et visqueux, soit qu'il s'agisse de ceux qui, pour conserver leur situation ou pour ne pas éloigner leurs relations, n'osent recourir au crachoir de poche. Dans ce cas le *mouchoir* est forcément substitué au *crachoir*, et vous n'avez certes pas de peine à comprendre qu'il faille *redoubler de précautions.*

Dans ces conditions il est indispensable que le mouchoir, le linge, la compresse, la serviette employés par le malade, *soient changés aussi fréquemment que possible,* surtout si l'expectoration est abondante; qu'ils soient recueillis dans un *sac à linge spécial* où ils ne séjourneront jamais plus de 24 heures sans être lavés; que, si le malade circule au dehors comme dans la maison, il consacre à son *mouchoir une poche spéciale,* autant que possible *doublée à l'intérieur de tissu imperméable* et lavée chaque jour avec un liquide antiseptique; enfin que ces linges ne soient jamais laissés traîner.

Dans ce cas, chaque soir tous les linges souillés de cette façon seront immergés dans un récipient rempli de solution alcaline savonneuse de formol, où ils resteront au moins 24 heures avant d'être lavés à la brosse sous un mince filet d'eau, puis livrés à la lessive.

Enfin les *selles des malades*, qui, vous vous le rappelez, peuvent, en dehors d'une tuberculose intestinale, être infectées par les crachats déglutis, et aussi tous les objets souillés par le *pus* de lésions tuberculeuses quelconques, devront faire l'objet de précautions du même genre.

Le deuxième principe de la prophylaxie antituberculeuse consiste à *assurer au tuberculeux un lit pour lui seul, et, si possible, une chambre particulière.*

Tout ce que je vous ai dit de la transmission des bacilles des tuberculeux à lésions ouvertes, par les crachats, leurs parcelles, les postillons, les gouttelettes bacillifères, vous explique aisément, en effet, pourquoi le lit, où se produisent les quintes de toux du réveil et le vidage matinal des bronches, où l'agitation incessante des draps éparpille les poussières contaminées, est un des lieux de contagion les plus redoutables. Et vous concevez à quel danger sont exposées les personnes qui, pendant des heures, sont soumises à cet échange de bacilles « à bout portant ».

Le tuberculeux doit donc, à tout prix, coucher seul.

Mais c'est là une nécessité souvent fort pénible aux intéressés et fort difficile à leur faire bien comprendre. Aussi, pour la leur faire accepter, et pour ne pas, d'autre part, les rendre un objet de répulsion pour leur entourage, faut-il insister à ce propos sur l'utilité qu'il y a pour le malade à disposer du maximum d'air pur pendant son sommeil et à éviter toute cause de gêne, d'agitation ou d'insomnie nocturnes.

Le tuberculeux doit même, si possible, avoir sa chambre à lui et il devra non seulement y coucher, mais y *faire sa toilette*, car le « vidage des bronches » s'achève pendant la toilette du matin; et les enfants, en particulier, ne devront pénétrer dans sa chambre qu'une heure ou deux après que le nettoyage de celle-ci aura été effectué et le lit refait, c'est-à-dire quand toutes les poussières soulevées par ces opérations auront eu le temps de se déposer sur le sol.

Un *troisième principe* de prophylaxie est précisément de *s'opposer à la mise en mouvement de toutes les poussières bacillifères.* Et c'est pourquoi le balayage, l'époussetage et l'essuyage à sec des locaux contaminés seront rigoureusement prohibés. Ils seront remplacés par le *nettoyage humide* à l'aide de *serpillières* (torchon recouvrant un morceau de bois fixé en T au bout d'un manche à balai), d'éponges ou de linge, tous imbibés d'eau. Si les parquets sont cirés, on doit y passer la serpillière humide avant de les frotter au chiffon de laine. Et si l'emploi de la paille de fer est nécessaire, celle-ci doit être au préalable humectée, ainsi que le parquet.

Après ce nettoyage, les linges qui y auront servi seront lavés à grande eau, passés dans l'eau de Javel étendue, rincés ensuite à plusieurs eaux et enfin mis à sécher.

Pour compléter ces dispositions, on *favorisera* par tous les moyens l'*accès de la lumière du jour et surtout du soleil,* cet admirable agent de la désinfection spontanée : on supprimera tous les coins obscurs en réduisant l'ameublement au strict nécessaire (un lit, une table de nuit, une petite table, 2 chaises), on placera le lit face à la fenêtre, au milieu de la pièce, dans sa partie la mieux éclairée. On assurera l'aération par l'ouverture permanente des fenêtres, plus ou moins grande selon la saison, et on n'opposera jamais la fermeture des volets à la visite bienfaisante du soleil.

On *protégera le lit par un drap supplémentaire* ou une *alèze* recouvrant ses autres fournitures et on changera ces *protecteurs* au moins tous les 15 jours et plus souvent s'ils sont souillés notablement. Quand le lit est habité par un phtisique avancé n'ayant pas la force d'expectorer dans son crachoir, ce drap ou cette alèze seront protégés par une serviette, changée quotidiennement. Cette protection peut s'étendre au matelas, fourniture de lit difficile à désinfecter convenablement sur place, ce qui d'ailleurs la détériore. Une enveloppe épaisse en tissu imperméable remplira utilement cet office. D'analogues précautions peuvent être prises en ce qui concerne les oreillers et traversins de plume ou de crin. Enfin les lits de plume, les *couettes,* chères à nos paysannes, doivent être rigoureusement bannies de la literie prophylactique.

Le lit sera refait chaque matin, pendant que les fenêtres seront largement ouvertes, et que le malade, s'il ne circule pas, sera sur la chaise longue. On maintiendra le lit ouvert pendant plusieurs heures avant de le refaire.

Cette opération sera suivie du nettoyage soigneux, au linge humide, de la table de nuit et en particulier de son dessus, toujours souillé par le contact du crachoir.

Un quatrième principe de la prophylaxie antibacillaire dans le milieu familial vise à *éviter la dissémination des bacilles de Koch par le linge et les vêtements*. Comme les mouchoirs et les serviettes, tout le linge ayant été en contact avec les tuberculeux doit, une fois sali, passer par la désinfection *sans risquer de contaminer les personnes qui auront à le manipuler et à le blanchir* : *le linge de corps* sera conservé à part dans un sac en forte toile, fermé par une coulisse, dans un panier à linge ou une grande boîte à couvercle en zinc ou en tôle galvanisée; *les draps* seront pliés avec le moins de secousses possibles et reçus dans une enveloppe de toile nouée aux quatre coins. Avant toutes ces manipulations du linge, on l'aura rapidement aspergé d'eau ordinaire, soit à la main soit avec une pompe semblable à celle dont les fleuristes font usage pour diaprer leurs bouquets d'une rosée artificielle; il n'est pas nécessaire de le mouiller fortement. Le linge sera, au surplus, manipulé dans un local spécial.

Avant de le trier pour le lavage, le sac qui le contient sera immergé dans de l'eau contenant de la lessive ou du carbonate de soude, puis le linge sera sorti, trié et placé dans une lessiveuse.

Rien ne vaut mieux qu'un *lessivage bien fait avec ébullition*, comme désinfection pratique du linge à domicile. Si ce moyen ne peut être utilisé on aura la ressource d'une stérilisation par *trempage* prolongé pendant 6 heures dans une solution de *formol commercial à 40 % d'aldéhyde formique* (à la dose de 40 grammes de formol pour un litre d'eau) ou dans le *crésylol sodique* à 40 %, dont l'odeur désagréable est le seul inconvénient. Ces derniers modes de désinfection par trempage sont les seuls à employer pour les tissus de laine ou de flanelle, que détériorerait l'ébullition.

Les habits ne seront jamais brossés dans la chambre des malades, où il est essentiel de ne pas multiplier les poussières ni les filaments de tissus; et on utilisera pour cette opération le *local spécial* déjà affecté à la désinfection du linge, local facile à laver, maintenu rigoureusement fermé et inaccessible aux enfants.

Enfin, un *dernier principe* de prophylaxie familiale est d'*habituer les malades à ne pas tousser dans le visage de leurs semblables* et à tenir pendant les quintes, devant leur bouche, soit un mouchoir, soit une compresse, pour éviter la projection des parcelles de crachats, des postillons et des gouttelettes bacillifères. Il sera bon à ce propos de condamner chez l'homme le port des moustaches retombantes, qui devront être coupées à l'américaine, au ras des lèvres. On fera perdre également aux tuberculeux la mauvaise et très fréquente habitude d'essuyer du revers de la main les lèvres ou les moustaches après la toux, l'éternuement ou la parole, et on leur apprendra à se servir pour cela de leur mouchoir.

Quelques mesures prophylactiques complémentaires sont encore utiles à recommander.

Les malades devront se laver les mains avant les repas, pour ne pas arriver à table avec des mains souillées par des particules de crachats.

Ils devront s'abstenir d'embrasser les enfants, surtout les nourrissons, ne pas feuilleter leurs livres d'un doigt mouillé.

A table ils auront leur verre et leur couvert à eux, marqués d'un signe distinctif, et leur serviette sera enfermée dans une enveloppe de toile lavable et facile à reconnaître; et lorsqu'elle sera sale, elle sera mise avec le reste de leur linge dans un sac spécial. Après chaque repas, les ustensiles de table, sans exception, seront passés à l'eau très chaude, additionnée de 10 % de carbonate de soude, après quoi ils seront rincés soigneusement.

Quant aux *objets de toilette* servant au malade (brosse à ongles, brosse à dents, verre à dents, rasoirs, brosse à cheveux, peignes, brosses à habits, savon, cure-oreilles, cure-ongles), ils ne doivent jamais être utilisés par des tierces personnes. Ils seront toujours rangés à part, dans une boîte spéciale, et les mêmes précautions seront prises pour les objets de correspondance (papier à lettres, enveloppes, porte-plume, crayons) ou de lecture (livres, journaux).

La désinfection du logement et plus spécialement de la chambre du malade est en général superflue, lorsque les règles de la prophylaxie sont bien observées.

De temps à autre il pourra cependant être bon de *blanchir à l'eau de chaux*, procédé excellent et peu dispendieux, les murs et le plafond de la chambre du malade, tous les 3 ou 6 mois par exemple, et en même temps de désinfecter à l'eau de Javel les meubles et le plancher du même local.

Dans tous les cas, les autres pièces de l'habitation doivent toujours être tenues dans le plus grand état de propreté et lavées également au linge humide. La maison entière devra être régulièrement ventilée, on y supprimera les cabinets noirs, les débarras, les coins obscurs, refuges habituels de la poussière et des malpropretés. Partout l'air et la lumière pénétreront à flots, apportant aux malades leur part de guérison, à l'entourage, les plus grandes chances de préservation.

Ce n'est que quand un malade, tardivement mis au courant des précautions à prendre ou qui les aura négligées, aura gravement contaminé un logement, après un décès, ou encore quand un tuberculeux contagionnant abandonnera une chambre ou un appartement, qu'il y aura lieu de procéder à une rigoureuse désinfection des locaux, qu'on ne pourrait sans une grave responsabilité laisser à leurs futurs occupants.

Nous reviendrons dans un instant sur les procédés de désinfection à employer — car nous allons passer maintenant à l'étude des *Règles de la prophylaxie antituberculeuse à l'hôpital, au sanatorium et dans les dispensaires.*

RÈGLES DE LA PROPHYLAXIE ANTITUBERCULEUSE A L'HOPITAL, AU SANATORIUM ET DANS LES DISPENSAIRES.

Il me serait presque inutile de vous en instruire, car, dans les établissements bien tenus qui reçoivent des tuberculeux, il règne une telle discipline que la prophylaxie y est en quelque sorte automatique, si je ne tenais à rester fidèle au principe de vous expliquer le pourquoi de tout ce qu'on vous demandera de faire ou d'observer au cours de votre participation à la lutte antituberculeuse.

La prophylaxie hospitalière de la tuberculose est infiniment moins compliquée que la prophylaxie dans les milieux familiaux, parce que, dans un *service de tuberculeux* digne de ce nom, tout est mis en œuvre pour arriver à une salubrité parfaite, et c'est un fait bien établi qu'il est plus facile de se garantir de la contagion dans ces établissements, où séjournent de nombreux tuberculeux à lésions ouvertes, que d'éviter la dissémination de la tuberculose dans une famille qui compte un seul phtisique.

Bien entendu, un hôpital, ou un dispensaire de tuberculeux mal tenu, mal dirigé, mal approprié à sa destination, constitue au contraire un dangereux foyer de contamination bacillaire.

Je dis à dessein mal tenu, mal dirigé et mal approprié, car ce sont la discipline du personnel et des malades, l'énergie et la compétence de la direction, et l'adaptation matérielle au but poursuivi, qui font les qualités d'un bon service de tuberculeux, et non les constructions luxueuses et spéciales, l'agencement compliqué, le déploiement d'appareils coûteux.

Dans n'importe quel bâtiment, largement aéré, bien pourvu d'eau, facile à nettoyer scrupuleusement, et avec quelques installations spéciales, très simples, on peut réaliser le sanatorium, l'hôpital, le dispensaire pour tuberculeux, *aseptiques*, et contribuer avec le plus grand succès à la guérison des tuberculeux et à la localisation du fléau.

Nous allons examiner dans le détail comment on réalise pratiquement ces indications par une *organisation matérielle convenable* et par *l'institution d'une discipline rigoureuse des malades et du personnel.*

L'organisation matérielle a pour but d'*adapter à l'existence en commun d'un grand nombre de tuberculeux les principes de la prophylaxie antituberculeuse individuelle.*

1° Les chambres destinées aux malades seront donc orientées vers le soleil et bien éclairées par la lumière naturelle. Dans tout l'édifice, on supprimera les recoins obscurs, les cabinets noirs, les pièces sombres ou humides; on multipliera les baies d'éclairage des couloirs, des escaliers, en les établissant aussi de manière à assurer une large et complète ventilation de tout le bâtiment. L'architecte aura donc pour mot d'ordre : *Lumière et air à profusion.*

2° *Les surfaces murales, les parquets et les meubles* devront être *unis et imperméables* de façon à se prêter à un lavage facile et efficace. Donc pas de tentures, pas de tapis, pas de rideaux, sauf quelques rideaux de vitrage lavables; pas d'enjolivements, d'ornementations, de moulures, où puissent se déposer les poussières.

Obturation des fentes de parquets, dallages unis ou linoléum, papiers de tenture lavables ou peinture murale à l'huile.

3° *L'établissement comprendra toujours des chambres d'isolement* destinées aux tuberculeux avancés ou atteints de complications aiguës, ou encore aux malades atteints d'affections secondaires : broncho-pneumonie, grippe, et aussi aux malades atteints ou en incubation de maladies contagieuses, comme la scarlatine, la diphtérie, la coqueluche, etc...

Ces chambres pourront d'ailleurs, faute de malade à isoler, être affectées à des malades quelconques.

4° Comme tout établissement hospitalier qui se respecte, l'établissement antituberculeux possédera naturellement *deux salles de pansement*, réservées, l'une aux interventions et aux pansements aseptiques, l'autre aux interventions et aux pansements septiques, et dotées chacune d'un matériel chirurgical absolument distinct et d'un personnel infirmier également distinct.

5° On apportera à la *distribution de l'eau* dans tous les locaux un soin tout particulier, l'eau étant l'agent principal du nettoyage, base de toute l'asepsie. Et on veillera aussi à ce que l'évacuation des eaux sales, des nuisances, des ordures ménagères se fasse dans des conditions répondant à toutes les nécessités de l'hygiène et à la sécurité des habitants du voisinage.

6° Un *lavabo* doit être annexé au *Réfectoire* et celui-ci sera précédé d'une *antichambre*, où seront déposées dans des casiers numérotés les serviettes de table enfermées dans des enveloppes lavables et portant un numéro correspondant, et les verres (également numérotés à l'acide fluorhydrique), après qu'ils auront été lavés.

7° *L'office*, s'il n'est pas pourvu d'une *machine à laver la vaisselle* offrant les avantages d'une économie de main-d'œuvre, d'un nettoyage parfait et d'une bonne désinfection, mais d'un prix élevé, sera pourvu d'une *cuve de trempage* où la vaisselle sera lavée dans de l'eau *carbonatée très chaude*; après quoi elle sera rincée dans une *cuve de rinçage* et mise à sécher sur un égouttoir en alter[illegible] l'essuyage.

Ces indications générales satisfaites, il reste à obéir à l'indication primordiale de toute prophylaxie antibacillaire, qui est, comme vous le savez, de *supprimer la possibilité de la contamination par les crachats bacillifères.*

La question des crachoirs et de leur désinfection domine donc toute la *prophylaxie hospitalière* tout aussi bien que la prophylaxie individuelle.

En raison de la réunion dans un pareil établissement de nombreux tuberculeux circulant un peu partout, on y adjoint, aux *crachoirs de chambre* et aux *crachoirs de poche*, des *crachoirs collectifs*, larges, de vaste contenance, et placés sur un support à hauteur convenable. Il est inutile de les multiplier, mais il doit en exister : un *au parloir* (et on habituera les visiteurs à en faire usage; ce sera une bonne éducation du public); un dans le *cabinet du médecin* (car l'auscultation provoque la toux et l'expectoration); d'autres enfin dans les *salles de bains et de douches* (où s'achève le vidage matinal des bronches); d'autres enfin dans la *salle de nettoyage des crachoirs de poche.*

Car si le *nettoyage quotidien des crachoirs de poche* peut s'effectuer comme il a été dit pour les milieux familiaux, il est indispensable dans les milieux hospitaliers qu'il soit procédé de temps en temps à une véritable désinfection de ces ustensiles. Elle se fera dans un *local réservé bien éclairé, bien aéré, carrelé et à parois lavables,* dont le seul mobilier consistera en 2 ou 3 crachoirs collectifs, et en *rayons lavables* où seront rangés les *flacons* de liquide antiseptique, les cuvettes remplies de petits linges imbibés du même liquide, en un mot tout ce qui est nécessaire à cette opération prophylactique. Celle-ci se fera tous les jours à *heure fixe*, et aussitôt après le local sera nettoyé de fond en comble à l'eau de Javel.

Si une désinfection relative est suffisante pour les crachoirs de poche, il n'en est pas de même pour *les crachoirs de chambre et les crachoirs collectifs*, qui devront, eux, suoir *une désinfection absolue*, indispensable à la complète destruction des bacilles, innombrables, contenus dans une grande quantité de crachats, et qu'un simple vidage à l'égout disséminerait, par la pollution des eaux, au voisinage de l'établissement.

Une installation permettant la stérilisation complète par la chaleur des crachoirs et des crachats, avec le strict minimum de manipulations dangereuses, est donc absolument nécessaire, sinon au dispensaire, du moins au sanatorium ou à l'hôpital antituberculeux.

Une *salle des crachoirs* y sera donc aménagée, de préférence au rez-de-chaussée. Elle devra offrir une place suffisante pour que *chaque matin les crachoirs y soient déposés directement dans des paniers spéciaux en fer galvanisé ou dans de grands plateaux de tôle galvanisée, munis de poignées.*

Les malades valides y apporteront eux-mêmes leurs crachoirs; le personnel infirmier y déposera ceux des malades alités et les crachoirs collectifs. On y joindra les crachoirs de poche ayant besoin d'une désinfection.

Une équipe spéciale d'infirmières sera chargée du transport à la *salle de désinfection* des paniers ou des plateaux garnis de crachoirs. Le soir, en montant se coucher, les malades iront prendre dans la *salle des crachoirs* un crachoir désinfecté tout garni de liquide antiseptique.

Quel procédé doit-on employer pour la désinfection des crachoirs?

Il y en a plusieurs, mais je me bornerai à vous en indiquer 3 qui donnent des résultats dont le degré de perfection est malheureusement directement proportionnel au coût de l'installation nécessitée par chacun de ces procédés. Il est bon que vous les connaissiez tous trois, le budget plus ou moins somptueux d'un établissement antituberculeux pouvant faire adopter un d'eux de préférence aux autres.

1° *Le premier procédé* est celui de la *désinfection à la lessiveuse*, ou plutôt aux lessiveuses, car il exige l'emploi de deux de ces appareils. Dans la première, qui contient une solution concentrée de carbonate de soude à 2 ou 3 %, *on vide les crachats*. Dans *la seconde*, contenant une solution semblable, on place *les paniers garnis des crachoirs vidés*. On porte ensuite les deux lessiveuses à l'ébullition, soit par chauffage direct, soit en y projetant un jet de vapeur, puis on évacue leur contenu à l'égout, et on procède au nettoyage des deux appareils et des crachoirs.

Ce procédé, *le plus simple et le plus économique*, a l'inconvénient de nécessiter le vidage préalable des crachoirs, manipulation dangereuse pour ceux qui y procèdent, et aussi d'exiger le chauffage de deux appareils.

2° Le second procédé est celui de la *désinfection à l'étuve à vapeur*. On emploie dans ce cas une étuve pareille à celle qui sert à la désinfection des matelas, et dans laquelle on introduit directement sur des *plateaux* les crachoirs, encore garnis de crachats, dans lesquels on a versé un peu de lessive ordinaire. L'étuve est portée à 105° pendant trois quarts d'heure, au bout desquels les *crachats parfaitement stérilisés sont* aussi *complètement fluidifiés*. Il suffit alors de nettoyer les crachoirs au goupillon avec de la lessive tiède, puis de les rincer à l'eau ordinaire. Ce procédé, qui offre une *sécurité absolue*, puisque personne ne touche aux crachoirs avant leur stérilisation, demande un *minimum de manipulations* et ne nécessite somme toute qu'une installation matérielle spéciale *classique* dans tout établissement hospitalier.

3° Le troisième procédé, qu'on peut appeler celui de la *désinfection en bac*, nécessite l'installation d'un grand bac à couvercle pouvant recevoir en deux rangées superposées une douzaine de paniers contenant les crachoirs à désinfecter. Les paniers mis en place, on remplit le bac d'eau légèrement carbonatée qu'on *porte à l'ébullition en y amenant par un serpentin de petits jets de vapeur sous pression* fournis par un *générateur*. Un trop-plein s'oppose à toute issue de liquide et un tuyau de dégagement permet l'échappement de la vapeur en excès.

Après 15 minutes seulement d'ébullition, on vidange l'eau du bac par un large orifice où peuvent passer les débris solides ou consistants contenus dans les crachoirs, puis on rince ceux-ci dans un second bac rempli d'eau tiède, rinçage pénible, car un dépôt de carbonate de chaux s'est formé sur les parois de ces récipients et y adhère fortement. Un rinçage à l'eau froide termine l'opération.

Ce procédé est excellent, et il supprime, comme le précédent, toute manipulation avant désinfection; il est plus rapide grâce à l'obtention instantanée de l'ébullition, au remplissage et au vidage à grand débit du bac d'immersion, mais il nécessite une installation fort dispendieuse, notamment celle d'un puissant générateur à vapeur capable de la fournir sous 5 atmosphères. Il est vrai qu'on peut réduire la puissance du générateur à 2 *ou* 3 *atmosphères*, et en abaisser par conséquent le prix, en chauffant l'eau au moyen d'une circulation de la vapeur dans un serpentin en spirale, au lieu d'y projeter directement la vapeur en jets; l'ébullition est obtenue toutefois dans ce cas sensiblement moins vite.

Nous en avons fini avec ce qui concerne l'organisation matérielle de la prophylaxie hospitalière, il nous reste à étudier comment on organise à l'hôpital ou au dispensaire la *discipline prophylactique rigoureuse des malades et du personnel.* Cette discipline doit tendre à utiliser d'une façon logique et rationnelle les facilités offertes par l'organisation matérielle pour lutter contre la dissémination et la transmission des bacilles.

Car ce n'est pas tout d'avoir des armes, il faut encore savoir s'en servir et en tirer le maximum d'effet. Aussi, tout comme le *règlement du soldat en campagne,* le *règlement de l'infirmière antituberculeuse à l'hôpital* comporte t-il une *théorie* et une *pratique.*

La *théorie* peut se résumer aux 3 indications suivantes :

1° *S'opposer aux contaminations massives en recueillant et en désinfectant tous les crachats expectorés sans exception.*

2° *Limiter au minimum possible la dissémination des poussières bacillifères humides ou sèches en supprimant toutes les causes qui la provoquent.*

3° *Favoriser au maximum l'action bactéricide exercée par l'air et la lumière, agents efficaces de désinfection spontanée.*

La pratique consiste à détailler, dans un *règlement,* qui sera affiché, communiqué et commenté à tous : personnel et malades, dès l'arrivée à l'établissement, et dont *l'observation rigoureuse et intégrale sera exigée de tous sous peine d'exclusion immédiate,* les mesures susceptibles de satisfaire *minutieusement* aux indications théoriques qui précèdent.

Ce règlement contiendra, en particulier, les prescriptions suivantes :

a) Pour les malades. Il est absolument interdit de *cracher ailleurs que dans les crachoirs.* Les malades doivent constamment porter sur eux leur crachoir de poche et ils doivent dans l'intérêt commun dénoncer ceux de leurs camarades qu'ils verraient cracher à terre ou dans leur mouchoir.

Tout crachat tombé sur le sol, par infraction à la prescription précédente, par négligence, accident ou bris de crachoir, *doit être signalé au personnel infirmier,* qui assurera sans délai la désinfection de l'endroit contaminé.

Il est interdit de vider les crachoirs dans les cabinets ou les lavabos.

Les malades s'efforceront de maîtriser leur toux et prendront l'habitude de ne tousser que lorsqu'ils auront à expulser un crachat, et avec la force juste nécessaire à l'expectoration, car une toux sèche et violente irrite le poumon et aggrave ses lésions. Pendant la toux, ils placeront devant leur bouche leur mouchoir ou une des compresses distribuées le matin à cet effet. Il est interdit aux malades de mouiller leur doigt pour tourner les pages des livres, revues et journaux mis à leur disposition.

Il est interdit aux malades alités d'emprunter des livres, revues et journaux à l'établissement ou à leurs camarades.

Les malades devront se laver soigneusement les mains, avant de se mettre à table, au lavabo annexé au réfectoire.

Il est interdit de brosser les habits ailleurs que dans le local affecté à cet usage, de circuler dans les chambres avec les chaussures portées au dehors, de soulever des poussières par des mouvements violents ou des chocs, par exemple en plantant des clous.

Les malades sont tenus (sauf avis contraire du médecin) *de défaire, d'aérer et de refaire leur lit* à l'heure réglementaire, de veiller eux-mêmes au nettoyage quotidien de leur table de nuit, et de ne laisser régner dans leur chambre aucun désordre ni aucun encombrement inutile.

b) Pour le personnel. Il est absolument interdit dans tout l'établissement de balayer, d'épousseter ou d'essuyer à sec, de manipuler le linge des malades ailleurs que dans les locaux réservés à cet usage.

La propreté la plus scrupuleuse doit être entretenue constamment dans tout l'établissement.

Il est rigoureusement interdit de sortir de l'établissement avant d'y avoir quitté la tenue d'hôpital, ni d'y pénétrer sans se débarrasser des vêtements portés à l'extérieur.

Cette dernière prescription sera surtout étroitement appliquée si des maladies contagieuses, comme la grippe, la diphtérie, la scarlatine, ont été signalées dans les localités avoisinantes. D'ailleurs en ce qui concerne les sanatoria, ils doivent toujours être situés en pleine campagne, loin de toute agglomération; et quant aux hôpitaux de tuberculeux *curables*, ils ne doivent jamais se trouver au sein des villes, et à plus forte raison ils doivent être éloignés des hôpitaux généraux.

Enfin un service spécial devra veiller dans l'établissement à l'*enlèvement, au transport et au traitement du linge sale*, qui, après les crachats, et parce que souillé par eux, constitue un des plus grands dangers de la dissémination bacillaire.

Ainsi, les *compresses*, les *mouchoirs* salis par les malades devront être recueillis chaque soir dans un récipient porté par une infirmière qui sera suivie d'une personne qui distribuera des compresses et des mouchoirs propres. Ceux qui auront été recueillis seront essangés à part dans de l'eau savonneuse additionnée de crésyline.

Le *linge de corps* sera rassemblé directement dans de *grands sacs de toile*, et les draps, réunis en paquet, dans une enveloppe nouée aux quatre coins. *Tout le linge sale* sera conservé aussi peu de temps que possible dans un *réduit spécial* à chaque étage ou pavillon, et porté le plus tôt possible dans un *caveau à linge sale* du sous-sol, où il sera trié après aspersion avec un liquide antiseptique comme nous l'avons déjà vu à propos de la *prophylaxie familiale*.

Puis il passera à la buanderie, où il sera simplement soumis à la *lessive*, le lessivage étant suffisant pour détruire les bacilles.

Toutefois, les serviettes, les mouchoirs très contaminés, pourront être avant lessivage immergés dans des *cuves de trempage* contenant une solution de sublimé ou de formol; des cuves semblables garnies d'une solution savonneuse alcaline de formol serviront à l'immersion des gilets de flanelle et autres lainages que détériorerait l'ébullition.

En dehors de ces précautions, il est rare qu'on ait dans un établissement hospitalier antituberculeux, où le bon état sanitaire dépend avant tout de la propreté générale et de l'observation d'une discipline rigoureuse, à procéder à des *désinfections véritables*, si ce n'est à celle des *vêtements des malades à leur arrivée*, qui se fait par l'aldéhyde formique, à celle des *matelas*, souillés par les grands malades malgré leur protection par des alèzes ou des toiles caoutchoutées lavables par les antiseptiques, des oreillers, traversins, édredons, couvertures souillés dans les mêmes conditions. La désinfection de ces objets de literie se fait, comme dans les hôpitaux généraux, à l'étuve à vapeur ou au formol à 80° pour les matelas, à l'aldéhyde formique ou par sulfuration pour les autres fournitures.

Il pourra encore être indiqué de désinfecter des livres accidentellement contaminés. Dans ce cas, ils seront placés entr'ouverts dans une cuve étanche, où ils seront soumis à chaud à l'action du formaldéhyde.

Quant aux *chambres de malades, après départ*, il suffit le plus souvent, si l'organisation matérielle répond aux indications que je vous ai formulées, d'en laver le parquet à l'eau de Javel, à 20 %, les murs à l'eau légèrement additionnée de lessive de soude, et les meubles avec une solution de crésylol sodique à 10 % ou savonneuse alcaline de formol.

Ce n'est qu'après le départ ou le décès d'un tuberculeux avancé ou atteint de maladie contagieuse qu'il sera quelquefois indiqué de procéder, par les moyens ordinaires de la sulfuration ou de la formolisation, à une désinfection complète du local abandonné.

Il me paraît nécessaire, pour terminer cette leçon, de vous donner quelques précisions sur les *formules* et les *modes d'emploi* des différents *produits antiseptiques* utilisés dans les diverses manipulations nécessitées par la *prophylaxie* ou la désinfection antibacillaires, car il n'est pas douteux que cette petite cuisine pharmaceutique puisse vous être fréquemment confiée.

Le formol, ou la solution commerciale de formol, est un liquide antiseptique qui doit ses propriétés à un corps gazeux, l'aldéhyde formique, qu'il contient dans la proportion de 35 gr. d'aldéhyde pour 100 grammes de formol. La présence de ce corps volatil nécessite le bouchage hermétique, à l'émeri, ou à la paraffine, des flacons qui contiennent des solutions de formol.

Le formol sert à préparer :

La solution pour désinfection par formaldéhyde et la *solution savonneuse alcaline de formol*, la meilleure pour la désinfection des crachats, des crachoirs et des linges contaminés; elle est d'un prix peu élevé. En voici une bonne formule, donnée par le Dr Küss :

Savon noir	10 gr.
Lessive de Soude du Codex.	10 cm³
Solution commerciale de Formol à 35 % de formoldehyde	40 cm³
Eau ordinaire	Q. S. p. 1 litre

Pour la préparer, on fait dissoudre à chaud le savon noir dans une petite quantité, 100 à 200 cm³ d'eau, on étend cette solution dans un flacon marqué d'un trait pour compléter à 950 cm³ de liquide et finalement on ajoute la lessive de soude puis le formol. On bouche solidement et on agite.

Les 10 cm³ de lessive de soude peuvent être remplacés par 15 gr. de carbonate de soude cristallisé ou par 6 gr. de carbonate sec.

Les crésylines (crésoline, créoline ou crésyl) sont des produits de composition variable tirés des goudrons de houille, et dont la préparation n'a pas encore été divulguée. Ils se présentent sous l'aspect de liquides noirâtres, sirupeux, à odeur de goudron, et agités avec de l'eau, y produisent une émulsion laiteuse.

Ils servent à préparer :

Une émulsion mère de crésyline à 40 %.

Les émulsions alcalines de crésyline.

Les émulsions savonneuses alcalines de crésyline dont le prix est très peu élevé (0,30 à 0,40 le kilog.),

Voici une bonne formule de liquide, pour *garnir les crachoirs*, par exemple.

Eau	Q. S. p. 1 litre
Crésyline	20
Lessive de soude	15

On peut le préparer soit en ajoutant la lessive de soude à la solution aqueuse de crésyline, soit en mélangeant d'abord la crésyline et la soude, puis en émulsionnant le mélange dans l'eau.

Quant aux *émulsions savonneuses alcalines de crésyline*, employées dans les maladies contagieuses aiguës pour la désinfection des linges contaminés, qu'on y plonge après essangeage et y laisse tremper de préférence à chaud, et à une température de 40 à 60°, en voici une bonne formule, celle du Dr L. Martin.

Crésyline	20 gr.
Savon noir	10 gr.
Lessive de soude	5 gr.
Eau	100 gr.

Faire le mélange et chauffer pour bien émulsionner la crésyline, Ajouter ensuite 1 *litre d'eau.*

La solution de crésylol sodique qu'on emploie souvent pure ou additionnée de 1 à 3 fois son volume d'eau pour garnir les crachoirs, ou laver les murs et les planchers, a la formule suivante :

Crésylol officinal	20 cm^3
Lessive de soude du Codex	20 cm^3
Eau	1 litre

Pour la préparer, on verse dans le fond du récipient le crésylol et la soude; on assure leur mélange par agitation, et quelques instants après on ajoute l'eau sans cesser l'agitation. On laisse déposer 24 heures, au bout desquelles on décante le liquide limpide et jaunâtre qui surnage le dépôt floconneux de même couleur.

Le sublimé corrosif, ou bichlorure de mercure, se présente sous la forme de petits cristaux blancs, beaucoup plus solubles dans l'eau chaude que dans l'eau froide et dont la dissolution est facilitée et conservée par l'addition d'alcool, d'acide chlorhydrique ou tartrique ou de chlorure de sodium en quantités suffisantes. On se sert pratiquement, pour garnir les crachoirs quand les malades crachent très peu ou pour désinfecter des mouchoirs faiblement souillés, d'une *solution de sublimé à 1 pour* 100. Mais cette solution devient inefficace en présence d'une grande quantité de crachats, non par coagulation de l'albumine organique, mais par appauvrissement de la solution en sublimé, par formation de combinaisons albumino-mercurielles insolubles.

La solution de sublimé à 1 pour 100 a l'avantage d'être inodore et de pouvoir se préparer économiquement en versant dans 1 litre d'eau ordinaire 1 cuillerée à soupe bien pleine de sel de cuisine et 2 cm^3 de la solution mère suivante qui est à 1 p. 20 :

Sublimé corrosif	50 gr.
Ac. chlorhydrique ordinaire	50 cm^3
Eau	Q. S. p. 1 litre
Sol. aqueuse saturée de fuchsine acide	1 cm^3

On emploie aussi pour les mêmes usages des *solutions de sublimé avec sulfate de cuivre* qui ont l'avantage d'être facilement reconnaissables à leur couleur gros bleu, due au sel de cuivre et renferment une substance qui provoque des vomissements si on ingère ces solutions, mais qui, par contre, coagulent les crachats plus fortement encore que les solutions de sublimé. On les prépare en ajoutant à *un litre d'eau* 20 cm^3 de la solution mère suivante :

Sublimé corrosif	50 gr.
Sulfate de cuivre	100 gr.

Ac. chlorhydrique ordinaire	200
Eau	Q. S. p. 1 litre

L'eau de Javel est une solution d'hypochlorite de soude dont le principe désinfectant est représenté par le *chlore* qu'elle dégage.

L'extrait de Javel concentré peut dégager 25 à 30 litres de chlore par litre sous l'action chlorhydrique : on dit alors qu'elle est à 25 ou 30 degrés chlorométriques. *L'eau de Javel ordinaire,* qu'on emploie plus couramment, est de l'*extrait de Javel étendu d'eau* dans des proportions variables, et qui, généralement, peut dégager 1 litre de chlore par litre.

L'extrait de Javel étendu à 20 % est recommandé pour le lavage des planchers, des carrelages, mais il faut avoir soin de les bien rincer à l'eau après son emploi. L'extrait de Javel étendu à 2 ou 3 % sert à garnir les crachoirs.

Le chlorure de chaux sec, poudre blanche, exhalant une odeur de chlore, qui se conserve facilement dans des vases en verre ou en grès bien bouchés, mais s'altère vite en se transformant en masse visqueuse sous l'influence de l'humidité atmosphérique, doit quand il est de bonne qualité dégager 110 *litres de chlore au kilog.* sous l'action de l'acide chlorhydrique.

Les solutions de chlorure de chaux sec, au titre de 200 p. 1000, ont sur l'eau de Javel l'avantage d'être plus actives, moins irritantes et plus économiques. Mais elles se conservent difficilement et s'altèrent au seul contact de l'acide carbonique de l'air. Il faut donc préparer quotidiennement la provision de la journée.

En voici une formule due aux Drs Chamberland et Feinbach. On délaye 100 gr. de chlorure de chaux dans 1200 cm³ d'eau ; on laisse reposer 1 heure la bouillie blanchâtre obtenue. On recueille 1 litre de liquide jaune verdâtre titrant 7 à 8 degrés chlorométriques, qu'on dilue au 5e (titre 20 %) et même au 10e (titre 10 %).

SIXIÈME LEÇON

SIXIÈME LEÇON

Les moyens médico-sociaux et sociaux de la lutte antituberculeuse. — Dispensaires antituberculeux. — Visites à domicile. — Sanatoria et hôpitaux. — Œuvres de défense sociale et d'hygiène publique. — Lutte contre l'alcoolisme. — La part que la S. S. B. M. peut prendre à l'action antituberculeuse.

LES MOYENS MÉDICO-SOCIAUX ET SOCIAUX DE LA LUTTE ANTITUBERCULEUSE.

Ainsi que je vous l'ai dit en terminant la précédente leçon, à côté de la prophylaxie individuelle et familiale, *il existe des moyens collectifs de lutter contre la propagation de la tuberculose*, qui constituent une véritable *prophylaxie sociale.*

Ces moyens se sont révélés un à un, à mesure que des citoyens dévoués et des médecins compétents ont découvert les *besoins* créés par la maladie chez les malades, parmi leur entourage et dans la société.

1° *En ce qui concerne les malades*, ces besoins diffèrent suivant que la maladie est parvenue chez eux à un degré plus ou moins avancé :

Au début, c'est-à-dire quand il n'existe que des signes de présomption, ou des signes de germination bacillaire, alors qu'il suffit d'un peu de repos, d'une bonne hygiène et d'une meilleure alimentation pour prévenir ou enrayer le mal, une *surveillance médicale* jointe à l'*assistance à domicile* sont suffisantes : le malade a besoin d'être *suivi par un médecin* et d'être *soigné convenablement*, ce qui implique, si ses moyens personnels ne lui permettent ni d'améliorer sa nourriture, ni d'acheter les médicaments nécessaires, ni de cesser son travail ou d'aller prendre au grand air le repos nécessaire, ni enfin d'assurer la préservation de son entourage, *l'intervention d'une aide charitable qui lui procure ces adjuvants indispensables du traitement médical.*

C'est le stade du dispensaire antituberculeux.

A la période d'état, celle du ramollissement des tubercules, où le traitement à domicile risque de devenir inopérant, une direction médicale plus constante, une discipline thérapeutique et prophylactique plus ferme, deviennent nécessaires.

C'est le stade par excellence du sanatorium.

A la période avancée, lorsque, tout traitement ayant échoué, les tubercules ramollis ont évacué leur bouillie caséeuse pour faire place aux cavernes, lorsque les progrès de la cachexie écartent tout espoir de guérison, *le tuberculeux alité*, qui prend inutilement au sanatorium la place d'un tuberculeux curable, ne saurait cependant sans inhumanité être rendu à sa famille pour lui rester à charge jusqu'à la délivrance finale.

C'est le stade de l'hospitalisation dans un service de tuberculeux incurables.

2° *En ce qui concerne l'entourage des malades*, la nécessité de sa *préservation*, apparaît lorsque, quelque soit le degré de la maladie chez les sujets atteints, ceux-ci sont porteurs de *lésions ouvertes*. Vous connaissez les moyens dont dispose à cet égard la *prophylaxie*. Pour les réaliser dans le milieu familial, un *moniteur d'hygiène spéciale* est indispensable, et son rôle sera rempli par l'*infirmière visiteuse*.

Mais si efficace que se montre la prophylaxie bien observée, il est, dans la famille, des individus si particulièrement réceptifs, si extrêmement sensibles à la tuberculose, que ces moyens prophylactiques risqueraient de ne pas leur apporter une sécurité suffisante. Le meilleur moyen de soustraire à la contagion les sujets affaiblis, et *surtout les enfants*, est donc de *les éloigner, au moins momentanément, du foyer tuberculisé;* c'est le but que se proposent les *Œuvres de préservation*.

3° *En ce qui concerne la société*, menacée par la propagation croissante du fléau tuberculeux, le besoin impérieux se manifeste de supprimer toutes les causes qui interviennent pour favoriser cette propagation : surpeuplement, insalubrité de l'habitation, mauvaise hygiène, surmenage, et, surtout, progrès de l'alcoolisme, et de multiplier ou de renforcer au contraire les bonnes conditions qui entravent l'extension du mal : désencombrement des quartiers populeux, assainissement et salubrité publics, multiplication des espaces libres, exode des citadins vers les campagnes. C'est là le programme d'ensemble des *œuvres sociales antituberculeuses*, qui devront être mises en rapport permanent entre elles et avec les malades et leurs familles par des *infirmières de liaison*.

Nous allons donc examiner tour à tour chacun de ces moyens médico-sociaux et sociaux de la lutte antituberculeuse : dispensaires antituberculeux et assistance à domicile, sanatoria et hôpitaux, œuvres de préservation et œuvres d'hygiène sociale. Chemin faisant, nous nous demanderons si ces moyens existent en nombre suffisant, et présentent un développement convenable à la réalisation de leurs desseins. En d'autres termes, nous nous rendrons compte de *ce qui est fait* et de ce *qui reste à faire.*

LE DISPENSAIRE ANTITUBERCULEUX. VISITES A DOMICILE.

Le dispensaire antituberculeux est, ainsi que nous venons de le déterminer, l'organisme élémentaire, fondamental, de la lutte antituberculeuse.

Quel doit être son but? Vous le savez déjà en partie, c'est :

1° *De rechercher,* de *dépister le malade* et de l'amener discrètement et adroitement à se prêter aux soins que nécessite son état.

2° *De l'instruire,* ainsi que sa famille, des précautions à prendre pour éviter la propagation de sa maladie.

3° *De réaliser pratiquement,* en dépit des difficultés du milieu, l'*observation des règles de la prophylaxie familiale.*

Ces trois indications appellent la collaboration du *dispensaire antituberculeux* et d'un agent d'exécution, véritable *moniteur d'hygiène antituberculeuse : l'infirmière visiteuse.*

Mais, dans l'immense majorité des cas, leur action combinée serait nulle, si aux soins du médecin, aux bons conseils de l'infirmière, ne venait s'ajouter l'intervention souveraine du nerf de la guerre (de la guerre contre la tuberculose, comme de toutes les autres) : *l'Argent.* Non pas l'argent monnayé qui pourrait s'égarer hors de la bonne voie, tant il roule avec facilité dans les directions les plus imprévues et les moins légitimes, mais l'argent sous *forme d'aliments,* de *médicaments,* d'*ustensiles d'hygiène prophylactique,* de secours de toute nature.

Un dispensaire antituberculeux sans argent, en effet, c'est une batterie d'artillerie sans munitions, et se figurer qu'on peut guérir des malades et préserver des sujets sains avec des ordonnances, des fiches d'observation, des catéchismes d'hygiène et de bons conseils, c'est tout comme s'imaginer qu'on peut faire du feu dans une cheminée en déposant sur sa grille une « carte de charbon ».

Les seuls dispensaires antituberculeux qui aient obtenu des

résultats, et il y en a peut-être moins qu'on ne le prétend, sont ceux qui disposent d'un budget sérieux.

Témoin, le dispensaire *Jouye-Rouve-Taniès*, dont j'ai sous les yeux le compte-rendu moral et financier pour l'année 1910, et qui, disposant d'un budget annuel d'une *trentaine de mille francs* (il est vrai qu'il hospitalise une partie de ses malades), a donné en un an des soins et des médicaments à 2226 malades externes et distribué 629 crachoirs de poche.

Les résultats obtenus peuvent alors influer sur l'état sanitaire de tout un quartier, et, pour ne citer qu'un exemple, voici les chiffres que j'emprunte à un travail de mon confrère, le Dr Guinard, touchant la statistique du *dispensaire de Plaisance*, établi sur le type excellent du dispensaire Calmette de Lille.

A Plaisance, en 1900, la mortalité tuberculeuse était de 90 cas sur 10.000 habitants.

Le dispensaire s'ouvre et :

en 1906 la mortalité tombe à 56 pour 10 000;
en 1907 » » 50 »
en 1912 » » 46 »

Faire tomber la mortalité par tuberculose, dans une agglomération citadine, de 50 % *en moins de 12 ans*, est, vous le voyez, un résultat remarquable et des plus encourageants.

Essayons d'établir, approximativement, le *plan d'organisation d'un dispensaire antituberculeux.*

Il devra, naturellement, être installé dans un local convenablement aménagé, sans luxe inutile, mais salubre, clair, aéré, facile à nettoyer et permettant le fonctionnement simultané :

a) d'une *consultation spéciale pour les tuberculeux médicaux et chirurgicaux*, ce qui suppose au moins : une *salle d'attente*, une *salle de consultations*, et *deux salles de pansements*, l'une pour les soins *aseptiques* de toute nature (pointes de feu, ventouses, injections sous-cutanées ou intra-trachéales, petites interventions, etc...), l'autre pour les soins *septiques* (incisions d'abcès froids, pansements d'ulcères ou de fistules).

b) d'un *petit laboratoire*, pourvu du nécessaire pour les examens bactériologiques des crachats, les cultures de bacilles, les inoculations aux animaux, ainsi que pour un certain nombre d'autres recherches, analyses ou réactions ayant trait à la pathologie de la tuberculose.

c) *d'une pharmacie*, où se fera la distribution des médicaments (huile de foie de morue, poudre de reminéralisation, stimulants, potions calmantes, etc...).

L'adjonction d'une pharmacie délivrant des remèdes supposant également la présence d'un pharmacien (sauf en ce qui concerne l'huile de foie de morue, non considérée comme un médicament), il serait peut-être plus simple que le dispensaire s'entendît avec quelques pharmaciens du quartier ou de la région, et obtînt d'eux *la délivrance de médicaments, remboursables par le dispensaire* au prix du Bureau de Bienfaisance, c'est-à-dire à 40 % de réduction sur le tarif minimum.

En tout cas, on effectuera à la pharmacie du dispensaire la *distribution des ustensiles et des produits prophylactiques* : crachoirs de chambre et de poche, sacs à linge, liquides antiseptiques ou désinfectants, et aussi *celle des bons*, de lait, d'œufs, de viande et de secours en nature de tout genre.

Cette consultation aura lieu une ou plusieurs fois par semaine. Le plus souvent sera le mieux, car, aussi longtemps que la nature fera que les malades pauvres aient besoin de soins plus d'un certain nombre de jours par semaine, il sera préférable qu'ils trouvent à point nommé des médecins et des infirmières pour les soigner.

Des médecins et des infirmières......... en effet, à côté du médecin, âme de la consultation, le dispensaire devra compter un certain nombre d'infirmières :

Infirmières de consultation, qui recevront, interrogeront les malades, et établiront leurs fiches sanitaires et médicales, assisteront le consultant, exécuteront ou commenteront ses prescriptions, distribueront médicaments, ustensiles de prophylaxie, et bons de secours.

Infirmières de visites à domicile, qui, en organisant la prophylaxie chez le malade, enquêteront sur la situation sanitaire de la famille, amèneront à la consultation les sujets suspects, et réuniront tous les renseignements susceptibles de déterminer la meilleure façon de satisfaire aux besoins du foyer du tuberculeux, et, le cas échéant, de prendre à l'égard des affaiblis ou des enfants les mesures de préservation nécessaires.

Quant au *médecin du dispensaire*, il est malheureusement des moments où il perdra de vue le malade qui s'est confié à ses soins.

Ce sont ceux où le malade, pour une raison quelconque, sera incapable de quitter sa chambre ou son lit pour se présenter à la consultation.

Dans ce cas l'infirmière de visite devra avoir recours à un *médecin du quartier ou de la localité*, autant que possible *accrédité* par le dispensaire, qu'elle avisera de se rendre chez le malade; et le prix de la visite, au tarif local moyen, sera remis au médecin, sous l'enveloppe contenant cet avis, et déposée à son domicile.

A un point de vue idéal, cette pratique n'est cependant qu'un pis-aller et elle témoigne d'une grave lacune dans l'organisation générale de notre philanthropie médicale.

Dans l'intérêt des progrès de la science comme dans l'intérêt des malades, il serait désirable que les *mêmes médecins*, rompus à toutes les difficultés du diagnostic, du traitement et de la prophylaxie d'une maladie telle que la tuberculose, puissent suivre *les mêmes malades*, à travers toutes les étapes de leur affection.

Mais, étant donné le concours le plus souvent désintéressé prêté par les médecins aux œuvres philanthropiques, il leur faut se réserver le temps nécessaire à l'exercice de leur clientèle particulière, si bien que les pauvres n'ont en quelque sorte (passez-moi la trivialité de l'expression en faveur de sa justesse) que *les restes de l'activité médicale*, et c'est grand dommage pour eux, et pour la société.

Le remède à cette situation, qui, comme vous le pensez bien, est une pure question d'organisation financière, a été institué, pas chez nous malheureusement, mais dans d'autres pays, et plus particulièrement en Amérique, où de grandes fortunes sont consacrées à mettre à l'entière disposition des classes nécessiteuses les médecins les plus instruits, sans que ces derniers en pâtissent dans leur situation.

Enfin, d'après les renseignements recueillis par *l'infirmière visiteuse*, il peut y avoir lieu, soit d'assurer le placement dans un sanatorium ou un hôpital d'un malade devenu difficilement soignable à domicile, soit de procurer à un tuberculeux ou à sa famille un logement plus salubre, soit d'envoyer des enfants à la campagne pour un temps plus ou moins long, soit encore de faire appel aux services publics pour l'obtention d'un secours de chronique ou d'une désinfection. Et c'est ici que *l'infirmière de liaison*, préparée à cette collaboration par un enseignement spécial, interviendra pour *mettre en contact le tuberculeux à assister* avec *les œuvres d'assistance publiques ou privées.*

Pour compléter l'action bienfaisante du dispensaire antituberculeux, il serait bon que celui-ci comportât un *service de désinfec-*

tion du linge et de la literie, cette désinfection étant, vous avez pu vous en rendre compte, assez difficile à réaliser à domicile, et même (ce que je crois pour ma part indispensable) un *service de dons de linge* et de *prêts de lits et de literie*, la fourniture de ces derniers articles mobiliers étant le plus souvent obligatoire si on désire donner satisfaction à ce principe formel de la prophylaxie : « Le tuberculeux doit coucher seul. »

Vous le voyez, le *dispensaire antituberculeux, tel qu'il doit être* pour atteindre effectivement son but, est un établissement d'une certaine importance.

En existe-t-il beaucoup qui réalisent ces conditions ? Je ne saurais vous le dire, car les occupations très absorbantes qui me sont actuellement dévolues m'ont empêché de me livrer à l'enquête approfondie, qu'en bonne conscience d'éducateur j'aurais dû faire à ce propos. Tout ce que je puis vous affirmer, c'est qu'avant la guerre les dispensaires antituberculeux complets, au sens où vous l'entendez maintenant, étaient une rarissime exception.

C'est probablement de cette constatation qu'est née la « Loi du 15 Avril 1916 » appelée la « Loi Bourgeois », du nom du ministre et de l'homme de bien qui en a établi la teneur.

Cette loi *prévoit* et *impose* l'ouverture de *dispensaires d'hygiène sociale* et de *prophylaxie antituberculeuse*, sous forme de dispensaires officiels, de dispensaires privés et de dispensaires mutualistes; et elle prévoit aussi les ressources pécuniaires que l'État, le Département et les Communes peuvent fournir pour la création et l'entretien d'un de ces établissements, « *quand il a été dûment constaté que la tuberculose fait dans un pays des ravages dans une certaine proportion* ».

SANATORIA.

Supposons maintenant que l'état du tuberculeux, jusqu'ici soigné au dispensaire, se soit aggravé, ou que les conditions de son traitement à domicile aient été jugées défavorables. Sur les indications du *médecin consultant*, l'*infirmière de liaison avec les œuvres* s'est mise en campagne et cherche à le faire admettre dans *un sanatorium*.

Va-t-elle réussir ?

Si nous en étions encore à l'époque où j'avais l'honneur d'assurer, ici même, une consultation de médecine générale qui était bien, *dans 60 % des cas, une consultation antituberculeuse*, je répondrais sans hésiter : *Elle ne réussira pas,.....* ou, *elle réussira exceptionnellement* si son malade est pour le moins protégé par une demi-douzaine de personnages très influents et autant de parlementaires ou de conseillers municipaux « bien en cour ». Et cela pour l'excellente raison qu'au temps où je me reporte, il n'existait, en tout et pour tout, *pour des centaines de mille de tuberculeux*, qu'une *dizaine de sanatoria*, réunissant au grand maximum douze à quinze cents lits !

Ces disponibilités se sont-elles accrues? Il y a gros à parier que non, et, même, que la réquisition, plus ou moins directe, d'un certain nombre de ces établissements pour le traitement des militaires, les a plutôt diminuées.

Vous savez peut-être, en effet, que, la tuberculose s'étant, pendant la guerre, accrue chez les incorporés, et ayant en particulier atteint franchement un grand nombre d'individus chez lesquels elle n'existait auparavant qu'à l'état latent, le Service de Santé de l'armée et les Pouvoirs publics ont été amenés à créer ou à aménager :

1° *des hôpitaux sanitaires*, affectés aux tuberculeux de l'armée (il y en a, je crois, 4 pour Paris) et sous la dépendance du Ministère de la Guerre);

2° *des stations sanitaires* pour les tuberculeux réformés rentrant dans le civil, dont l'installation appartient au Ministère de l'Intérieur;

3° enfin des *comités d'assistance aux tuberculeux* dont le siège central s'appelle « Comité national » et est présidé par M. Léon Bourgeois, Ministre d'État.

Il s'ensuit que l'effort étant, à très juste raison d'ailleurs, dirigé vers l'assistance aux tuberculeux militaires ou anciens militaires, l'élément tuberculeux civil doit être présentement fort mal partagé au point de vue placement dans les sanatoria.

Ce que vous savez déjà de la *prophylaxie* et ce que je vous dirai plus tard du *traitement classique de la tuberculose*, démontre pourtant l'incontestable *efficacité du sanatorium*, où les efforts combinés du médecin spécialiste et d'un personnel instruit obtiennent de remarquables résultats :

Au *sanatorium de Montigny*, près Douai, par exemple :

En 1913, sur 211 malades sortis	42 étaient au 1er degré;	
	31 » » 2e »	
	118 » » 3e	
Or, sur les 42 malades au 1er degré	4 n'ont pas fait de cure;	
	31 ont obtenu un résultat	Très bon;
	6 »	bon;
	1 » »	Assez bon
sur les 31 malades au 2e degré	6 n'ont pas fait de cure;	
	11 ont obtenu un résultat	Très bon;
	18 » »	Bon;
	8 » » »	Assez bon.
	8 seulement ont vu leurs lésions s'aggraver.	
sur les 118 malades au 3e degré	16 n'ont pas fait de cure;	
	2 ont obtenu un résultat	Très bon;
	15 » » »	Bon;
	26 » »	Assez bon;
	52 n'ont obtenu qu'un résultat médiocre ou nul.	

Si bien qu'en tenant compte seulement des résultats très bons et bons, qui correspondent soit à des *guérisons* soit à des *améliorations durables*, on peut dire que 83 fois sur 118, c'est-à-dire dans 70 % des cas, les résultats obtenus ont été favorables.

Au sanatorium Jouye-Rouve-Taniès, dont je vous parlais tout à l'heure, pendant l'exercice 1909-1910, sur 208 malades comprenant 113 femmes et enfants et 95 hommes :

87 soit 42 % ont été guéris;
86 soit 42 % ont été améliorés;
35 soit 16 % sont restés stationnaires ou ont vu leur état s'aggraver.

Notons en passant que le Dr Héricourt, qui rend compte de ces résultats médico-statistiques, estime à 148 *francs* le coût annuel d'un traitement, et, déduction faite des insuccès, à 351 *francs* le *prix d'une guérison*, ce qui est vraiment du salut à bon marché quand il s'agit de vies humaines.

Je ne reviendrai pas sur la question de l'organisation matérielle du *sanatorium*, nous en avons déjà parlé : et nous y reviendrons à propos du traitement. J'ai tenu seulement à vous indiquer l'importance des sanatoria, qui sont, dans l'état actuel de la science médicale, un des meilleurs atouts de la lutte antituberculeuse. Dans ces établissements, où, sous une direction éprouvée, se fait la *cure classique* de la tuberculose d'après des principes de thérapeutique déterminés, les malades qui ne peuvent se soigner par leurs propres moyens trouvent souvent l'amélioration et même la guérison de leurs lésions.

Et ceux qui opposent le sanatorium au dispensaire, la cure disciplinée à la cure libre, et prônent les uns en condamnant les autres, sont un peu comme ces gens qui discutent des mérites exclusifs de l'infanterie et de l'artillerie, sans vouloir admettre cette vérité, pourtant évidente, que l'une et l'autre sont indispensables à la fois au succès des batailles.

Je ferai — (c'est toujours sur mon expérience d'avant-guerre que je m'appuie, et ce n'est pas ma faute si elle est quelque peu périmée) — un petit reproche au sanatorium, cependant :

On n'y est pas toujours excessivement empressé d'y conserver le malade dont l'état va s'aggravant. Sans préciser davantage, je puis évoquer le souvenir, conservé, j'en suis sûr, par plusieurs de vos monitrices, de certains tuberculeux des deux sexes, qui nous sont revenus jadis à la consultation, après avoir été invités, sans trop de ménagements, à abréger un séjour dans un sanatorium, alors que leurs lésions prenaient une fâcheuse tournure qui ne fit que s'accentuer par la suite.

Je me hâte d'ajouter que cette apparence d'inhumanité a pour excuse un souci, très légitime et très sérieux, d'humanité.... pratique, si l'on peut dire.

En effet, le sanatorium étant, par essence, un *établissement de cure* de la tuberculose, les tuberculeux devenus *incurables* n'y sont plus tout à fait à leur place.

Mais n'y a-t-il pas cependant quelque chose de choquant dans cette restitution à la famille d'un « condamné à mort » et, si on veut se cantonner, toute sensibilité mise à part, dans le domaine strict de la prophylaxie, dans ce retour au milieu des siens du phtisique, à une période de la maladie où il est fortement *contagionnant*, et où il perd communément toute velléité de précautions préservatrices pour les autres?

HOPITAUX POUR PHTISIQUES INCURABLES.

Hôpitaux pour phtisiques incurables. — C'est ce qui me donne personnellement à penser que le *cycle de l'organisation médico-sociale antituberculeuse resterait incomplet, si*, à côté du dispensaire pour les sujets soignables à domicile, du sanatorium pour les tuberculeux confirmés curables, il n'était institué des *hôpitaux pour phtisiques incurables*, absolument isolés et distincts des hôpitaux généraux où l'admission des tuberculeux constitue pour les autres hospitalisés un danger incontestable.

Or, cette lacune existe, ou, si elle est comblée par l'existence de quelques services spéciaux, elle subsiste de par leur insuffisance en places disponibles, eu égard au grand nombre de cas qui seraient justiciables de cet isolement hospitalier.

Et c'est là une indication à satisfaire, faute de quoi la tâche de la société dans sa lutte contre le fléau tuberculeux demeurerait en partie inachevée.

ŒUVRES D'ASSISTANCE ET DE PRÉSERVATION SOCIALES.

Nous venons de suivre le tuberculeux aux différentes étapes de sa maladie, et, à chacune d'elles, nous avons assigné des moyens propres à triompher du mal ou tout au moins à l'enrayer, et, au cas où tout effort aurait été inutile, à assurer au phtisique une fin décente, entourée de soins convenables jusqu'au dernier moment, et exempte de dangers pour son entourage.

Il nous faut maintenant revenir à ce dernier, en le prenant dans sa plus large acception, c'est-à-dire, en envisageant non seulement les familles des tuberculeux, comprenant les réceptifs comme les enfants, les affaiblis, les prédisposés, à qui s'adressent plus spécialement les différentes œuvres de préservation et d'assistance antituberculeuse, mais encore les citoyens du même pays.

Nous étudierons donc, tour à tour :

1° Les mesures sociales propres à s'opposer à la propagation de la tuberculose, et à combattre les causes qui y prédisposent plus spécialement les individus.

2° Les mesures sociales tendant à modifier les causes générales de la débilitation de la population.

Ici encore on peut affirmer que les œuvres actuellement existantes ne sauraient être considérées que comme un *embryon* de la « *lutte organisée contre la tuberculose* », car elles ne sont ni assez puissantes, ni assez nombreuses, ni surtout assez coordonnées pour atteindre leur *but idéal*, c'est-à-dire : la *suppression du fléau.*

1° La première des *mesures sociales propres à s'opposer à la propagation de la tuberculose et à combattre les causes qui y prédisposent plus spécialement les individus*, est, sans contredit :

La vulgarisation de l'enseignement antituberculeux, autrement dit, l'éducation populaire en tout ce qui touche la tuberculose, ses dangers et les moyens de s'en préserver. C'est, nous l'avons vu, un des moyens d'action du dispensaire antituberculeux, et en particulier de l'infirmière visiteuse. Mais, ceux-ci n'atteindront que les familles des malades, et ce n'est pas assez. *Il faut que ces salutaires notions soient répandues dans les masses de la population;* aussi devra-t-on les y faire pénétrer *par des conférences, des tracts, des affiches*, voire même *par le cinéma*, ce merveilleux moyen, trop méconnu encore, de vulgarisation populaire, *dans les écoles, à la caserne, dans* les centres ouvriers, et partout, en général, où se groupent des collectivités.

Une fois la population avertie par ces différentes voies aussi bien dans les milieux indemnes que dans les milieux contaminés, il faut, revenant à ces derniers, offrir aux enfants et aux affaiblis la possibilité de *s'éloigner des foyers de contagion.*

C'est le but des *œuvres de préservation de l'enfance*, dont le type est réalisé par l'Œuvre Grancher, des *Colonies agricoles*, des *Colonies de vacances à la campagne et à la mer*, déjà créées également, quoiqu'en nombre insuffisant.

Ces œuvres seraient utilement complétées par une vaste *organisation de placement à la campagne*, soit des tuberculeux latents, soit des tuberculeux tout à fait au début, à lésions *fermées*, non contaminants, qui pourraient, dès lors, sans cesser de travailler et sans se séparer de leur famille, trouver un gagne-pain honorable, dans des conditions hygiéniques propres à assurer leur guérison et à accroître considérablement la résistance des leurs à la contamination bacillaire.

Au cas où ce placement serait impossible, par exemple au cas où le malade exercerait un métier exclusivement urbain, un progrès sérieux serait déjà réalisé par *l'extension des Œuvres de jardins ouvriers*, déjà existantes, qui, en assurant aux travailleurs des grandes villes un petit coin de terre situé en dehors de l'enceinte citadine, leur permettent d'occuper utilement leurs loisirs, en cultivant ce petit bien au grand air, et loin du cabaret.

Prolonger dans la mesure du possible cette action bienfaisante de *l'air libre* et du *soleil*, en procurant aux malades des *logements salubres*, est encore une œuvre de première nécessité, qui existe bien déjà, en effet, mais dans des proportions si réduites qu'on peut la considérer comme une simple indication.

Ne vous suffit-il pas de traverser ces ruelles tortueuses bordées de maisons sordides, de la Butte-aux-Cailles, qui vous conduisent à l'hôpital, pour supputer les ravages que peut effectuer impunément la tuberculose dans ces *taudis de la misère?*

Comparez l'effrayante étendue relative de ces *zones sombres*, dans une grande ville comme Paris, aux rares et minuscules *points clairs* qu'y représentent les *Habitations ouvrières salubres*, et vous aurez l'immédiate impression de ce qui reste à faire dans cette voie d'assainissement, pour jeter bas les *bouges agglomérés*, et reconstruire, au sein de *vastes espaces libres*, des logements hygiéniques, bien éclairés et bien ventilés.

Aussi bien, des *œuvres privées*, de moyens forcément limités, seraient-elles impuissantes à venir à bout d'une tâche aussi formidable que la suppression d'un aussi puissant. C'est donc surtout sur les :

Mesures sociales tendant à modifier les causes générales de la débilitation de la population, qu'il faut compter pour assurer la défaite de l'ennemi commun.

La première de ces mesures me paraît être une *Croisade pour encourager le retour à la terre* de tous ceux, qui, désertant les campagnes, résidence séculaire de leurs ascendants, n'ont trouvé à la ville qu'une existence médiocre, et y augmentent l'innombrable foule des *sans-travail* ou des *travailleurs intermittents*. Combien de ces malheureux sont rivés à la vie citadine par leur pauvreté même, et ne persévèrent dans leur lamentable erreur que par l'impossibilité pécuniaire de revenir au village, où la maison paternelle a passé dans d'autres mains et où leur place a été prise par d'autres? A ceux-là de bons conseils ne suffisent pas, s'ils ne sont accompagnés du secours qui leur permettra, quelle que soit sa nature, de retrouver aux champs un foyer et une occupation rémunératrice.

Lois d'accession à la petite propriété rurale, comme celle qui vient d'être votée en faveur des pensionnés de l'État, victimes de la guerre, *Lois de constitution du bien de famille insaisissable*, *Caisses de prêts*, *Mutualités agricoles*, *Réseau d'offices de renseignements et de placement concernant la main-d'œuvre paysanne*, *Cercles d'enseignement ou d'apprentissage des métiers ruraux ou de l'Economie ménagère*, nombreuses sont les institutions susceptibles de remédier à la désertion des campagnes, qui sévissait à l'état aigu dès avant la guerre; institutions qui risqueraient d'ailleurs de rester stériles, si, agissant isolément et sans liaison, elles méprisaient la loi souveraine de la *Coordination des efforts*.

Elles risqueraient aussi un échec, si, à côté de leurs bonnes intentions, persévéraient les innombrables influences particulières, qui, sous couleur d'intérêt bien entendu, provoquent nos jeunes paysans à abandonner leur village pour la ville.

Que nos maîtresses de maison cessent de ramener, à la fin de leurs villégiatures, de jeunes villageois ou de jeunes villageoises pour en faire des domestiques ou des femmes de chambre, dressés à leurs habitudes personnelles!

Que les candidats à la députation cessent de s'agiter pour obtenir des « bourses d'enseignement supérieur » ou des emplois de fonctionnaires urbains aux fils des électeurs influents du canton!

Que les faux amateurs du « progrès » cessent de s'ingénier à dénicher les « sujets d'élite » pour les arracher à la vie saine, facile et utile des campagnes et les aiguiller vers les professions malsaines, mal payées et encombrées, mais bien considérées, de la ville!

Il suffit que chacun veuille bien se rappeler que celui qui détourne un paysan de la terre commet toujours, quelque légitimes que soient, en apparence, ses intentions, *une mauvaise action*.

Mais les besoins des grandes villes, centres de l'industrie et du commerce, cœurs et cerveaux de la vie nationale, exigeront toujours, même si on en fait disparaître les « inutiles » des légions de collaborateurs laborieux : employés, ouvriers, artisans, manœuvres, etc...

A ceux-là, il faudrait assurer, non seulement les logements salubres et les jardins suburbains, dont je vous parlais tout à l'heure, mais, toutes les fois que la nature de leurs occupations s'y prêterait, la possibilité de s'évader, leur tâche accomplie, de l'atmosphère étouffante des grandes cités, et de regagner, le soir venu, dans la banlieue, la *maison des champs entourée de son jardinet*, où ils retrouveraient leur petite famille, saine et forte de son existence au grand air.

Une foule d'ouvriers et de petits employés ont déjà, instinctivement, résolu le problème de la compensation du travail malsain en ville par une résidence salubre dans la banlieue, où le lotissement de vastes domaines par d'ingénieux spéculateurs a multiplié les petites constructions économiques.

Mais la difficulté et la lenteur des moyens de transport dits de « pénétration » ont limité leur nombre à quelques milliers de privilégiés, qui, d'ailleurs se sont groupés en des localités de rayon restreint, où l'encombrement des quartiers populeux n'a pour ainsi dire fait que changer de place. *La ville bondée se déverse sur ses abords, et c'est tout.*

Des lignes de chemins de fer ou de tramways électriques à grande vitesse et à grand parcours mettraient à quelques minutes des grands centres des villages, situés en pleine campagne, à quinze, vingt kilomètres de distance, là où les espaces libres et souvent inutilisés abondent, et *permettraient à des centaines de mille de travailleurs des villes d'élever leur famille dans de saines habitations à bon marché,* où ils viendraient eux-mêmes prendre leur repas du soir et le repos de la nuit, après quelques heures salutaires de jardinage dans leur potager.

L'exercice au grand air, de même que les *sports, raisonnablement pratiqués,* sont d'ailleurs des habitudes à propager par le discours et par l'exemple, et qui ne sont pas des moyens à négliger dans la lutte contre la tuberculose. En développant le système musculaire, en provoquant une large ventilation pulmonaire, en stimulant la circulation et aussi en excitant l'appétit et le sommeil, ils agissent très favorablement sur l'état général.

Par une sorte de défense réflexe contre la dégénérescence de notre race, ils se sont fort heureusement généralisés parmi les jeunes générations, et je me souviens du contraste qu'offraient, lors des examens d'incorporation, à la mobilisation, les appelés des dernières classes, les jeunes gens de la période néo-sportive, avec les réservistes ou territoriaux des classes plus anciennes, de l'époque où l'aviron, la raquette de tennis, le ballon de foot-ball et même la bicyclette étaient considérés comme les attributs de l'excentricité.

Encourageons donc le goût des travaux et des sports en plein air, en le garantissant des excès de l'émulation et du championnat, et nous encouragerons, du même coup, l'*habitude de la propreté corporelle,* qui est, sans médire de nos devanciers, une nouveauté moderne chez le Français..... et une nouveauté pas tout à fait aussi répandue qu'elle le mérite.

Se laver tous les jours le corps tout entier, aussi bien que la figure et les mains, est, en effet, une pratique absolument nécessaire à la santé, et qui fait non seulement disparaître les impuretés collées sur les téguments par les principes gras de la transpiration cutanée, mais qui, de plus, stimule la circulation et excite l'élimination par la sueur des toxines, qu'elle est, tout comme la sécrétion urinaire chargée d'expulser au dehors.

Le souci de l'hygiène de l'habillement marche de pair avec celui de la propreté corporelle. Pour favoriser les fonctions physiologiques de la peau, *un bon vêtement doit être perméable*, même quand le temps est froid, car l'organisme se charge lui-même, quand il est sain, de se défendre contre l'abaissement de la température.

S'il est bon de se couvrir plus chaudement en hiver qu'en été, et de ne pas imiter certaines de nos élégantes contemporaines, qui dégarnissent leur poitrine en toute saison, et portent leurs fourrures au bas de leur jupe, *il faut prescrire absolument les multiples tricots et les cache-nez épais* de l'âge encore peu lointain où régnait en maîtresse *la peur des courants d'air*, et où l'on imputait un rhume à un trou fortuit dans un vêtement de dessus.

On résiste bien au froid quand on s'y est habitué de bonne heure et quand on se porte bien, et vous pouvez accumuler lainages et pelleteries sur le corps d'un individu affaibli sans qu'il cesse de grelotter.

Un costume hygiénique doit comporter les mêmes sous-vêtements, en hiver qu'en été. Mais les vêtements de dessus doivent alors être d'une étoffe plus chaude et on doit les recouvrir pour sortir d'un manteau long et épais, mais ample et perméable à l'air.

L'Hygiène de l'alimentation tient enfin une large place dans les mesures capables d'agir favorablement sur l'organisme dans sa lutte contre la tuberculose.

Les *réactions préservatrices* comme la *phagocytose* sont en fonction du bon état général, qui lui-même est conditionné par la bonne nutrition de l'individu. En outre, le foie possède un rôle antitoxique fort précieux dans la lutte contre les bacilles.

Or, d'une part, une alimentation insuffisante en qualité et en quantité aboutit à une nutrition déficitaire, et, d'autre part, une alimentation trop riche, surtout en certains principes, surmène le foie et en diminue l'activité.

Il faut donc se tenir entre ces limites extrêmes. Mais nous aurons l'occasion de revenir sur cette question dans une prochaine leçon, où nous lui donnerons tout le développement qu'elle comporte.

LUTTE CONTRE L'ALCOOLISME.

Cependant, à l'hygiène alimentaire se rattache un problème social, qui a des rapports si étroits avec celui de la tuberculose que nous ne saurions manquer de nous y arrêter dès maintenant. C'est celui de l'*Alcoolisme.*

Vous savez déjà que les tuberculeux se recrutent tout spécialement parmi les alcooliques. « *Et tout individu qui boit en excès,* écrivait en 1911 le professeur Lemoine, de Lille, *a des chances de devenir tuberculeux dans une proportion de* 8 *sur* 10. Si l'alcoolique devient si facilement la proie du bacille de Koch, c'est parce que, par l'alcool, il altère sa cellule hépatique et crée une inflammation chronique du foie, qui peut aboutir à la cirrhose. »

Et malheureusement, vous le savez aussi, l'alcoolique communique à sa descendance débilitée et tarie la prédisposition à la tuberculose.

La guerre à l'alcool est donc un des corollaires indispensables de la lutte antituberculeuse; et, toutes *les mesures sociales dirigées contre l'alcoolisme :* Lois sur la répression de l'ivresse publique, limitation du nombre des débits, interdiction de la vente des boissons toxiques (comme l'absinthe dont il n'a rien moins fallu que la guerre pour nous débarrasser), suppression *effective* du privilège des bouilleurs de cru, augmentation des droits sur les boissons alcooliques, interdiction de la consommation de l'alcool industriel, toutes ces mesures sont autant de moyens excellents et directs d'enrayer les progrès du danger tuberculeux.

Enfin, d'autres mesures sociales peuvent contribuer avec succès à la même œuvre de salut : telles *la législation du travail des femmes et des enfants, la réglementation de l'hygiène industrielle, la suppression des industries insalubres,* etc...

En un mot, la question de la *défense sociale contre la tuberculose* est intimement liée à *l'amélioration de l'hygiène publique,* et vous pouvez constater que je n'exagérais pas en vous disant, au début de cet enseignement, qu'à la base de la lutte antituberculeuse, devait intervenir une campagne d'hygiène sociale, physique et morale, campagne dont, je vous le répète, vous, femmes et infirmières, devez vous faire les protagonistes convaincues.

Mais l'initiative individuelle la plus dévouée risquerait de s'épuiser en efforts stériles en face d'un si grand péril social; aussi est-il de la plus urgente importance que *les groupements philanthropiques*, déjà constitués pour d'autres propos, *réunissent les bonnes volontés en un puissant faisceau et en dirigent l'action contre la tuberculose, avec toute l'autorité de leur réputation, toute l'ampleur de leurs moyens et toute l'expérience de leur passé.*

LA PART QUE LA S. S. B. M. PEUT PRENDRE A L'ACTION ANTITUBERCULEUSE.

A tous ces titres la *Société de Secours aux Blessés Militaires* ne serait-elle pas désignée pour prendre la tête du mouvement, dans notre pays?

Ne possède-t-elle pas à cet égard une admirable organisation toute créée : ses multiples dispensaires de Paris et de province et une véritable armée d'infirmières auxquelles, il faut bien l'espérer, la fin des hostilités rendra bientôt des loisirs providentiels?

Et même, si, par le noble scrupule de respecter sa formelle destination, — « qui est, en temps de paix, aux termes de l'art. 2 de ses statuts, de se consacrer aux œuvres de nature à préparer ou à faciliter sa mission en temps de guerre, ainsi qu'à toutes les œuvres d'assistance aux militaires et anciens militaires des Armées de Terre et de Mer » — elle limitait son concours aux *tuberculeux militaires et anciens militaires et à leurs familles*, ne prendrait-elle pas une part déjà considérable à la lutte contre la tuberculose?

Toutes ces questions, qui se posaient déjà avant la guerre comme des *possibilités*, apparaissent maintenant, en présence de la recrudescence du danger tuberculeux, comme des *nécessités*, comme des *obligations*.

Certes, la participation de la S. S. B. M. à la lutte antituberculeuse entraînerait des dépenses considérables, exigeant des ressources spéciales, absolument distinctes de son budget régulier; mais qui donc les lui refuserait pour le salut de la France?

Et, pour vous donner une idée de la forme concrète que pourrait revêtir cette intervention, je n'ai qu'à reprendre les *instructions générales*, rédigées, à titre de projet, par une *commission d'études*, qui, peu de temps avant le coup de tonnerre de la fin de juillet 1914, avait déjà tenu plusieurs réunions à ce sujet.

INSTRUCTIONS GÉNÉRALES.

I. — *Organisation centrale.* — Afin de ramener à une méthode commune l'organisation de la lutte antituberculeuse dans les dispensaires de la Société de Secours aux Blessés Militaires, en vue de mieux coordonner tous les efforts et d'en perfectionner les résultats, il sera créé au Siège Central un *Organisme central*, qui sera chargé :

1° De réunir tous les renseignements susceptibles de guider les dispensaires de Paris et de province dans l'action antituberculeuse, tels que :

Collection de *Brochures et guides antituberculeux*.

Établissement d'une liste d'œuvres ayant pour but : l'assistance aux tuberculeux, la prophylaxie de leur entourage, la préservation des sujets sains, des enfants, etc... etc...

Modèles de demande de secours publics ou privés de fiches individuelles et familiales, de fiches de casier sanitaire.

Etudes sur les moyens d'acquisition à bon marché : de médicaments, crachoirs, sacs à linge, appareils à désinfection.

Modèles-types de budgets pour dispensaires antituberculeux, répertoires de ressources et subventions possibles et modèles-types d'enseignement.

2° De centraliser toutes les statistiques des dispensaires antituberculeux de la Société, afin d'en communiquer un travail d'ensemble dans toutes les occasions où cette publication pourrait être profitable à l'œuvre commune et lui attirer l'aide ou la subvention des services publics ou des organisations privées.

3° De se tenir en rapport avec le *Service de Santé de l'Armée*, afin d'obtenir que les conseils de réforme, ou les chefs de service des hôpitaux militaires ou des corps de troupes, dirigent directement les militaires tuberculeux sur les dispensaires de Paris ou de province dont ils dépendent, suivant une *répartition géographique* figurant sur des cartes dressées à cet effet.

II. — *Organisation des dispensaires.* — *But.* — Le but des dispensaires de la Société de Secours aux Blessés Militaires adaptés à la lutte antituberculeuse est à la fois d'assurer le traitement et la prophylaxie de la tuberculose, c'est-à-dire la préservation de l'entourage des malades et du public.

Moyens. — Les moyens d'action consistent en la création d'une *consultation au moins hebdomadaire* spéciale pour tous les tuberculeux *médicaux et chirurgicaux.*

En l'organisation de visites à domicile par des infirmières chargées de veiller à l'exécution des prescriptions du traitement, à la prophylaxie et à l'hygiène du foyer, et d'effectuer une enquête sur la situation morale et matérielle de la famille, ses ressources et ses besoins.

En la réalisation d'un contact permanent, par des infirmières de liaison, avec toutes les œuvres d'assistance aux tuberculeux ou à leurs familles, sous toutes leurs formes.

En la fourniture gratuite, dans la mesure du possible, aux malades secourus, de *crachoirs, médicaments, aliments,* linge, literie, vêtements, logements salubres, etc...

Personnel. — *a) médical.* La *consultation* sera assurée par les *médecins du dispensaire,* ou un médecin accrédité s'il y a lieu.

Le *traitement à domicile* sera dirigé par les *médecins de la localité,* qui seront avisés par l'infirmière de visite de la nécessité de se rendre chez tel malade. Le prix de la visite médicale, au tarif local moyen, sera remis au médecin sous l'enveloppe contenant cet avis et déposée à son domicile.

b) infirmier. Le personnel infirmier, nécessaire au fonctionnement du *dispensaire antituberculeux,* sera recruté uniquement parmi les infirmières de la *Société de Secours aux Blessés Militaires, munies de leur diplôme simple,* et *libres de toute obligation de scolarité* en vue de l'obtention du *diplôme supérieur « Examen médical »,* qui *seront volontairement consentantes à ces fonctions.* Ces infirmières recevront au préalable par les *soins des médecins du dispensaire* un *enseignement technique* portant sur la tuberculose et son évolution, son traitement et sa prophylaxie et les moyens propres à la combattre individuellement et socialement.

Les infirmières seront divisées en 3 groupes :

a) Infirmières de consultation, chargées d'assister le médecin consultant, de l'aider dans l'application du traitement, la rédaction des fiches, des ordonnances, etc...

b) *Infirmières de visite*, chargées d'assister les malades à domicile, d'enquêter sur leur situation et celle de leur famille, leurs ressources et leurs besoins, de veiller à la prophylaxie, à l'exécution des mesures de désinfection, de blanchissage du linge, etc...

c) *Infirmières de liaison avec les œuvres*, chargées de mettre en rapport les malades ou leur entourage avec les œuvres d'assistance ou de préservation, et réciproquement, d'aider à l'accomplissement des formalités nécessaires à l'obtention de secours, au placement dans les sanatoria, hôpitaux, colonies de vacances, maisons de convalescence, au rapatriement, etc..., etc...

J'ai bien peur, à l'issue de cette longue causerie, d'entendre répéter des paroles que j'ai recueillies, après la précédente leçon sur la prophylaxie, d'une personne pourtant rompue à toutes les charités et à tous les dévouements : « Tout cela est bien difficile, et bien décourageant. »

Certes, la lutte contre la tuberculose présente des difficultés inouïes et demande des prodiges d'organisation, de patience, d'activité, et d'immenses sacrifices d'argent.

Mais il n'y a rien d'impossible à qui sent la nécessité de vouloir.

Difficulté d'éduquer le peuple et de lui faire comprendre et pratiquer les précautions de la prophylaxie? Mais, lorsque nous sommes entrés en campagne, en août 1914, avec des soldats absolument ignorants des principes du combat moderne, impossibles à leur inculquer au cours du service de deux ans et de périodes d'instruction démagogiquement écourtées, des soldats qui, dédaigneux de toutes précautions s'exposaient, témérairement et inutilement au tir fauchant des mitrailleuses et aux rafales du canon, ne leur a-t-on pas appris, en quelques semaines et en pleine bataille, tout l'art difficile du combattant actuel, si contraire à toutes leurs habitudes et à leur tempérament?

J'ai vu hier, dans le métro, un homme du peuple, au facies amaigri, expectorer très consciencieusement, sans aucun souci du respect humain (et c'était en Premières, parmi beaucoup de beau monde), dans un crachoir de poche en verre bleu, dont l'usage lui avait certainement été expliqué dans quelque dispensaire antituberculeux.

Difficulté de l'organisation matérielle, de la création rapide des dispensaires, des sanatoria, des hôpitaux, des œuvres inexistantes et indispensables? Mais la France n'a-t-elle pas fait sortir de son sol, et comme par miracle, d'innombrables usines de guerre, et improvisé en quelques mois la fabrication du matériel, des armes, de l'artillerie, des munitions, jusqu'aux limites de la plus incroyable production?

Difficulté de trouver les immenses ressources financières nécessaires? Mais la guerre ne nous a-t-elle pas, encore, appris la valeur relative de l'argent, et comment notre pays, qui mesurait parcimonieusement les millions au budget de la guerre, quand le danger n'était pour beaucoup qu'une vaine chimère, *a dû* et *a pu* lui consacrer des milliards, quand ce danger fut devenu une réalité?

Eh bien, la tuberculose n'est pas non plus une vaine menace : elle est un danger, présent et terrible.

Que la leçon de la guerre contre le Boche nous serve dans la guerre contre le bacille de Koch. La tuberculose est un péril plus grave pour nous que l'invasion allemande, et il faudrait être aveugle pour ne pas chercher à le détruire avec la même résolution, avec la même énergie que nous mettons en ce moment à repousser cette dernière.

Car la victoire sur la *tuberculose*, qui, avec l'*alcoolisme*, et la *dépopulation*, constitue une *trinité du mal*, qui menace notre pays de la destruction, est une nécessité nationale, vitale et primordiale.

Et c'est à ce propos qu'on peut dire avec un bon patriote qui parlait précisément en public de la diminution de notre natalité : Nous les aurons? Oui!... Mais, après?

SEPTIÈME LEÇON

SEPTIÈME LEÇON

Ce que l'infirmière doit savoir du traitement de la Tuberculose ***(Aération, Repos, Alimentation — Traitement médicamenteux et ses adjuvants).*** **— Les renseignements que l'infirmière aura à recueillir pour établir l'" observation " des malades et leur " casier sanitaire " ainsi que celui de leur entourage.**

CE QUE L'INFIRMIÈRE DOIT SAVOIR DU TRAITEMENT DE LA TUBERCULOSE.

Le traitement de la tuberculose est peut-être, en dépit de sa simplicité apparente, un des plus délicats de toute la thérapeutique. Il demande, pour être mené à bien, non seulement des connaissances médicales étendues, mais une étude approfondie de cette pathologie spéciale. C'est assez vous dire qu'en aucun cas les personnes étrangères à la médecine, fussent-elles infirmières, ne sauraient se permettre ni de le diriger, ni d'en apprécier les indications.

Néanmoins, l'infirmière antituberculeuse devant être souvent appelée à en surveiller l'exécution, et à en organiser les moyens pratiques, il est bon que vous soyez mises au courant de ses principes généraux et de certains de ses détails.

Un premier point très important a trait à la *psychologie du tuberculeux,* car c'est un devoir pour tous ceux qui soignent des malades de se préoccuper avant tout de leur *état moral,* lequel a, vous le savez, une influence considérable sur leur état physique.

Une légende, qui a peut-être sa source dans les études littéraires consacrées à ce sujet, veut que le tuberculeux offre une *mentalité extraordinaire,* où se mêlent à une sentimentalité excessive, qui a parfois exercé la verve des romanciers, une tendance exagérée aux caprices, le dégoût de l'action, l'inclination à la paresse.

Les médecins savent bien que ces bizarreries du caractère sont communes à tous les *malades chroniques,* et sont l'effet des souffrances qu'ils endurent ou des fatigues qu'ils ressentent.

Selon que leur état s'améliore ou s'aggrave, tous les chroniques sont enclins tour à tour à l'optimisme, qui se traduit par un besoin d'expansion, des fantaisies d'enfant gâté, des projets déraisonnables, ou au pessimisme avec affaiblissement de la volonté, répugnance à l'effort et exaltation de l'égoïsme.

Le tuberculeux n'est donc qu'un chronique comme tous les autres, dont les souffrances particulièrement longues, et la maladie oscillante, réclament, de la part de ceux qui le soignent, une affection soutenue, une douceur, une patience exceptionnelles.

Ce secours moral est nécessaire à entretenir chez lui la *volonté constante de guérir;* et c'est la *certitude de la guérison* que l'infirmière devra sans cesse s'ingénier à lui suggérer de cent façons différentes, même au prix du *mensonge,* si l'aggravation de la maladie ou la survenue de complications viennent assombrir le pronostic.

Réduire l'importance des symptômes défavorables, exagérer celle de la moindre amélioration, afficher la confiance la plus absolue dans l'efficacité des remèdes et de tous les moyens de cure employés, répéter sur tous les tons et à tous propos que la guérison ne fait aucun doute, voilà le secret de bien des succès, pour peu qu'on y ajoute le sourire affectueux, qui prouve au malade que, tout en se mettant à sa place et en partageant moralement ses épreuves, on est assuré de son salut.

N'oubliez pas que les yeux du médecin et de l'entourage sont le baromètre que consulte tout malade pour se renseigner sur son état, et que, même s'il a le sentiment intime qu'un danger le menace, ce sentiment s'évanouit sous le regard qui affirme imperturbablement le « Beau-fixe » de l'Espérance.

Le traitement de la tuberculose dispose de *moyens hygiéniques,* qui constituent *la cure classique de la maladie,* et qui sont seuls souverainement efficaces, de *moyens médicamenteux* qui, même *associés à certains adjuvants,* n'ont qu'un *rôle et des effets accessoires,* et de *moyens spécifiques,* qui, dans l'état actuel de la science médicale, n'ont encore donné que des résultats pratiquement inexistants.

La cure classique de la tuberculose a pour but :

De transformer l'organisme des tuberculeux par un régime de vie hygiénique, qui est basé sur l'action commune de *l'aération continue* du *repos organisé* et d'une *alimentation appropriée.*

C'est elle que nous allons étudier plus spécialement, après quoi nous étudierons les moyens médicamenteux et adjuvants accessoires et consacrerons quelques mots aux moyens spécifiques, jusqu'ici peu efficaces.

Nous venons de voir que la cure classique de la tuberculose était essentiellement une *cure d'air, de repos* et *d'alimentation.*

L'aération continue et le repos organisé étant deux méthodes inséparables l'une de l'autre, nous les étudierons d'abord et conjointement.

La vie au repos est nécessaire à la guérison des tuberculeux, parce qu'elle est le seul moyen d'entraver l'usure de l'organisme, et souvent aussi le seul moyen de faire disparaître la fièvre.

Le repos, dans ce cas, doit être organisé, soumis à des règles précises, et il doit être non seulement physique, mais encore intellectuel et moral.

Mais, même dans ces conditions, il n'est vraiment efficace que s'il est pris à *l'air libre,* soit à *l'extérieur,* soit dans un *local largement aéré,* et si cette *aération* est continue, c'est-à-dire assurée le *jour comme la nuit.*

Cette pratique, pour simple qu'elle soit, n'en est pas moins difficile à obtenir des malades et de leur entourage, et c'est ce qui a donné l'idée d'instituer les sanatoria, établissements où les malades s'engagent à observer la discipline rigoureuse d'une cure d'air et de repos étroitement réglementée.

Néanmoins, ces établissements étant, ainsi que je vous l'ai dit, en nombre infiniment restreint, la *cure libre* conserve une importance prépondérante. Effectuée sous un climat approprié, et quand on obtient des malades et d'un entourage raisonnable l'observation volontaire de ses règles fondamentales, elle égale d'ailleurs en efficacité la cure de sanatorium.

Où peut-on faire la cure libre?

A cette question il faut d'abord répondre : partout *où on le peut,* suivant les conditions où le malade se trouve placé, car il vaut encore mieux une *cure imparfaite* que pas de *cure du tout.*

Mais il est évident que, sauf exceptions très rares et d'absolue nécessité, elle est impossible à réaliser utilement dans les grandes villes où l'air est trop vicié pour agir favorablement sur l'organisme.

Aussi est-elle beaucoup plus facile et efficace dans *les régions où la température ne présente que de faibles oscillations, où le soleil pénètre largement, où l'air est pur et sans brouillard, et où le sol est sec.*

Ces différentes conditions se trouvent être réunies par les *climats d'altitude* et les *climats de plaine.*

Les *climats d'altitude,* ou à basse pression barométrique, ont une action surtout tonique. Ils activent la ventilation pulmonaire et l'hémoglobinisation du sang et conviennent surtout aux prédisposés et aux phtisiques au début, sans fièvre.

Aussi les stations où se trouvent des sanatoria où on peut pratiquer la cure libre se sont-elles multipliées en montagne; en France, Durtol, Mont-Revard, Mont-Dore, Cauterets, la Bourboule, les Eaux-Bonnes, Gérardmer; en Suisse, Zermatt, Davos-Platz, Leysin, Saint-Moritz, Arosa, sont des noms qui vous sont ainsi devenus familiers.

Les climats de plaine, ou à pression barométrique moyenne, ont, au contraire, une influence sédative et calmante. Ils conviennent surtout aux malades fébriles, porteurs de cavernes ou sujets aux poussées congestives et aux hémoptysies : Madère, Ajaccio, Palerme, Pau, Biarritz, Hyères, Menton, offrent à cet égard des conditions favorables.

Le climat marin serait peut-être le meilleur de tous, parce qu'il est à la fois *tonique* et *sédatif,* mais il présente de graves inconvénients, et, en particulier l'humidité et de brusques variations de température de la journée à la nuit. Son idéal est réalisé par quelques stations du *littoral Atlantique* comme Arcachon, qui joint aux propriétés communes à toutes les stations marines une sécheresse et une égalité de température particulières, ainsi que l'atmosphère balsamique des *fôrets de pins.*

Vous voyez que le choix du climat et celui du lieu de la cure sont d'une interprétation délicate, qui offre des nuances en rapport avec les indications, également fort variées, fournies par l'examen clinique. C'est assez vous dire que l'infirmière doit se garder par-dessus tout soit de critiquer, soit de remplacer le médecin à l'égard de décisions de ce genre dont son ignorance relative ne lui permet pas d'apprécier les raisons.

Il faut se rappeler à ce propos que c'est souvent à des critiques faites ainsi à la légère que certains malades doivent des changements incessants de résidence, très préjudiciables à leur guérison. Car quelle que soit la station choisie, le tuberculeux doit, avant tout, *adopter une résidence fixe et y suivre la cure sans l'interrompre, sauf avis motivé du médecin traitant.*

Il est fréquent que des malades riches meurent victimes de déplacements inconsidérés, effectués au gré de leurs caprices ou de conseils intempestifs, alors que des malades pauvres parviennent à se guérir grâce à un séjour plus constant dans des endroits où les conditions climatériques sont pourtant médiocres.

Malheureusement la *cure de repos à l'air libre* est souvent l'unique privilège des malades oisifs et fortunés, et les tuberculeux indigents se la voient interdire, les quelques lits disponibles dans de rares établissements, nés la plupart de l'initiative privée, étant convoités par d'innombrables postulants.

Pour réparer cette véritable iniquité, il serait peut-être bon, au lieu d'engloutir des sommes énormes dans des fondations somptueuses qui ne comportent qu'un nombre de lits dérisoirement insignifiant, de faciliter au plus grand nombre possible de tuberculeux pauvres la possibilité de la *cure libre individuelle.*

Celle-ci donnera des résultats d'autant meilleurs qu'elle sera effectuée dans une *région à climat tempéré,* frais l'été, doux l'hiver; et l'*installation à la campagne,* à défaut de climat idéal, ou même *dans les faubourgs les plus aérés,* mais abrités du vent, est chose à conseiller. Mais si pour une raison quelconque le malade est contraint de rester où il demeure, on n'hésitera pas à organiser la cure chez lui, en se plaçant dans les meilleures conditions possibles.

En définitive, quel que soit l'endroit choisi ou imposé, l'important est d'organiser méthodiquement la cure.

Comment doit être réglée la cure?

Elle comporte, avons-nous dit, deux facteurs primordiaux : l'*aération continue* et le *repos organisé.*

L'*Aération continue* implique que le malade doit être soumis à l'action bienfaisante de l'air à tous les instants, de *jour* comme de *nuit.* Il devra donc dans la journée être installé en plein air et la nuit dormir avec les fenêtres ouvertes. Naturellement cette habitude doit être prise avec une prudente progression, et *pour la nuit* notamment, la fenêtre sera d'abord entr'ouverte et les volets clos, pour tamiser l'accès de l'air; puis, peu à peu, on augmentera l'arrivée de ce dernier et finalement la fenêtre pourra rester sans inconvénient librement ouverte sur l'espace. En hiver, on doit prendre soin de fermer la fenêtre une heure avant le lever et une heure avant le coucher.

Le malade se couchera en chemise de flanelle et disposera de couvertures en nombre suffisant pour être garanti du froid. Il doit surtout avoir les pieds chauds, et, d'ailleurs, il est bon de garantir le pied du lit par un paravent, de telle façon que l'air se renouvelle constamment dans la chambre sans que le patient se trouve dans le courant direct de l'air frais.

Dans le jour, l'endroit choisi pour la cure doit être *exposé au soleil* et à l'abri des courants d'air, mais il est essentiel que les malades *ne soient pas exposés directement aux rayons du soleil,* et en soient au moins abrités quant à la partie supérieure du tronc et à la tête, afin d'éviter leur action congestionnante. Un toit de tente, une guérite de bains de mer, à l'extérieur, la protection du plafond à l'intérieur, réaliseront cette précaution, et même au cours de ses promenades, le malade devra se garantir du soleil la tête et les épaules au moyen d'une ombrelle.

L'accessoire indispensable de la cure est une *chaise longue* confortable, à dossier fixe ou mobile, pourvue d'un matelas, et de couvertures pour envelopper les jambes. Le jour comme la nuit, le malade doit en effet avoir les pieds chauds, et on peut lui mettre une boule aux pieds, quoiqu'il soit préférable de lui apprendre à s'en passer pour résister au froid.

Il est d'ailleurs remarquable que les tuberculeux s'acclimatent très facilement au froid et qu'il suffira de quelques jours pour qu'un malade, fébricitant ou non, supporte la cure à l'air libre de 9 heures du matin à 10 heures du soir, sans en être aucunement incommodé.

Le repos organisé doit tendre tout d'abord *au repos moral et intellectuel,* et l'idéal à ce propos est que le malade soit affranchi de toute préoccupation, souci ou inquiétude.

Aussi est-il souhaitable que les diverses œuvres d'assistance aux tuberculeux parviennent un jour, en se substituant aux malades dans *toutes* leurs charges de famille matérielles et morales, à leur assurer cette indispensable liberté d'esprit.

En attendant cet *âge d'or de la lutte antituberculeuse,* qui viendra si on sait le vouloir, il faut inculquer au malade cette *philosophie,* qui fait accepter sereinement ce qu'on ne peut empêcher, et qui se distingue du *fatalisme* en ce qu'on ne s'y résigne qu'après avoir empêché tout ce qu'on a pu.

Quant au repos physique, il ne peut naturellement être absolu, car il deviendrait vite un supplice insupportable. Aussi, dans la limite des indications données par le médecin, doit-on permettre au malade un *exercice modéré* ou même, et surtout à la période de la convalescence, un *travail peu fatigant,* qui ont l'avantage de lui procurer de la distraction. La *promenade* à allure lente, en terrain plat, coupée de repos fréquents, est même comme vous allez le vori, un des éléments de la cure organisée.

Néanmoins, il est des moments où le repos devra être presqu'absolu et où la cure devra même s'accompagner du *silence*, imposé au malade pour faciliter le repos local du poumon, en vertu de la loi qui veut que tout organe enflammé se refasse à la faveur du repos. A ces moments, fixés par le médecin, le malade, s'il est dans la nécessité de parler, doit le faire à voix basse, à voix chuchotée et seulement pour des raisons impérieuses.

La méthode du repos organisé repose dans l'intercalation entre les actes de la vie courante et quelques promenades stimulantes, de périodes où le malade restera allongé sur une chaise longue, exposé à l'air dans les conditions que nous avons déjà fixées.

Voici le schéma approximatif de celle organisation, schéma dont les indications peuvent évidemment varier suivant les circonstances et les nécessités :

8 heures	Lever;
8 h. à 9 h.	Toilette et petit déjeuner;
9 h. à 9 h. 45.	Promenade;
9 h. 45 à 11 h. 15. . .	Cure de repos;
11 h. 15 à midi . . .	Promenade;
Midi à 13 h.	Déjeuner;
13 h. à 13 h. 30 . . .	Promenade;
13 h. 30 à 16 h.	Cure de repos *Silencieuse;*
16 h. à 17 h	Goûter et promenade;
17 h. à 19 h.	Cure de repos;
19 h. à 20 h.	Dîner;
20 h. à 20 h. 30. . . .	Promenade;
20 h. 30 à 21 h. 30 . .	Cure de repos;
21 h. 30.	Coucher.

Les résultats d'une cure ainsi conduite sont généralement excellents et rapides : la fièvre et les sueurs nocturnes sont les premiers symptômes favorablement influencés et qui ne tardent pas à disparaître. En même temps, les fonctions digestives s'améliorent peu à peu, l'appétit réapparaît, le malade augmente de poids, son état général et même son état moral se relèvent, et, constatation d'une valeur incontestable, le nombre des bacilles diminue dans les crachats, qui finissent bientôt par n'en plus contenir.

Mais pour parvenir à ces résultats, il faut qu'à la cure de repos s'ajoute une hygiène alimentaire judicieuse et que le malade soit soumis à une alimentation réparatrice et appropriée à son état.

Alimentation appropriée. — Le régime alimentaire du tuberculeux doit être substantiel, afin de réparer les déperditions infligées par la maladie à son organisme par l'expectoration, les transpirations, la diarrhée; les combustions de la fièvre. Ce régime doit même être un peu plus que substantiel, car, à la *ration d'entretien* de l'individu normal, doit s'ajouter, pour le tuberculeux, une *ration de réparation*, une ration de guérison.

Mais il faut bien se garder, à ce propos, de tomber dans l'erreur qui a même été pendant longtemps érigée en système par un certain nombre de médecins, de soumettre le tuberculeux à une alimentation forcée, allant jusqu'au gavage.

La *suralimentation exagérée* présente en effet de sérieux inconvénients et même des dangers : en dehors des troubles gastriques ou intestinaux qu'elle peut provoquer, elle surmène le *foie* et les *reins*, qui doivent, le premier surtout, conserver toute leur activité fonctionnelle pour lutter contre les toxines sécrétées par les bacilles. De plus elle est susceptible de déterminer l'augmentation de la pression du liquide sanguin dans les artères : *l'hypertension artérielle*, et d'augmente, par conséquent ainsi le risque des hémoptysies.

La question de quantité est d'ailleurs, vous le savez, sans rapport avec l'utilisation par notre organisme des aliments ingérés : *on ne se nourrit bien que de ce qu'on digère et assimile bien, et non de ce qu'on mange.*

L'alimentation des tuberculeux doit donc viser à les nourrir substantiellement en réduisant au minimum les toxines. Comme l'a écrit le professeur Lemoine, de Lille : « Tout le problème de l'alimentation du tuberculeux réside, en dernière analyse, à le nourrir sans provoquer chez lui d'intoxication alimentaire. » C'est le même principe qu'émettait le très regretté maître Landouzy en disant : « Pour éviter la *surintoxication*, qui est souvent le résultat de la *suralimentation*, il faut éviter d'ajouter aux toxines qui circulent dans le sang des tuberculeux des poisons alimentaires. »

Nous suivrons donc à cet égard les règles tracées par Lemoine; ces règles, basées sur des observations de chimie biologique très judicieuses, aboutissent à la constatation que les aliments azotés gras, riches en lécithine, en phosphore, en cholestérine, sont les plus aptes à mettre l'économie en état de défense contre le bacille de Koch.

Voici en conséquence les *Aliments qui doivent être recommandés aux tuberculeux :*

Le *lait*, excellent aliment, aliment complet, mais dont il ne faut pas abuser, par exemple en le donnant plusieurs fois par jour entre les repas ou dans le courant de la nuit. Il ne faut pas non plus le donner comme boisson aux grands repas, parce que le magma occasionné par sa caséification enrobe les autres aliments, en particulier la viande, et empêche leur digestion normale. On doit donc le donner au petit déjeuner ou à goûter, ou l'admettre dans le régime sous forme de *laitages* ou de fromages non fermentés.

Les *œufs*, et en particulier les *jaunes d'œufs*, riches en lécithine, sont des plus utiles, mais ont l'inconvénient, s'ils sont employés en excès, de provoquer chez certains sujets des fermentations intestinales et de la constipation et par conséquent une légère intoxication intestinale. Aussi est-il bon de ne pas dépasser la dose moyenne de 2 ou 3 œufs par jour.

Les *viandes* doivent être employées sans exagération et on doit préférer aux viandes jeunes (comme le veau et l'agneau) qui fournissent plus de toxines, la chair des animaux adultes (bœuf, mouton), c'est-à-dire les *viandes rouges, bien faites et fraîches*. Le porc frais, le jambon, la langue fumée, la volaille, sont également à recommander.

Chez quelques tuberculeux inappétents il est parfois indiqué de parfaire la quantité de viande nécessaire sous forme de *viande crue;* celle-ci ne doit pas être administrée, en moyenne, à une dose supérieure à 100 grammes. On emploiera la viande de cheval ou de mouton (à l'exclusion de celle du bœuf, qui contient très fréquemment les germes du *tænia*), bien débarrassée de la graisse, des aponévroses, et des tendons, finement hachée, pilée au mortier et passée au tamis, et on la fera prendre, soit dans un peu de bouillon tiède, soit enrobée dans du sucre en poudre.

Les *abats* (poumons, foie, reins, rate) sont également fort utiles, car ils ont, par action *opothérapique,* une influence favorable sur les organes correspondants de l'économie, et de plus ils permettent de varier l'alimentation carnée. Il en est de même des *cervelles* et des *ris de veau,* riches en cholestérine, mais qui doivent être pris, bien que souvent, en quantité modérée, parce qu'ils ne sont pas toujours très faciles à digérer.

Les *poissons huileux,* les laitances et les œufs de poissons sont aussi des aliments à recommander.

Les *légumes* les plus utiles sont les *légumineuses* et les *légumes en graines* (pois, haricots, lentilles, fèves, marrons), aliments très aptes à la réparation des pertes en azote, en phosphore et en carbone, les *féculents* et le *riz*, et enfin les *légumes herbacés*, utiles pour prévenir la constipation et qui contiennent une grande proportion de chaux et de magnésie, éléments de recalcification, et du fer sous une forme particulièrement assimilable, ce qui favorise la réfection des globules sanguins anémiés.

Les *pâtes alimentaires*, comme les nouilles et le macaroni, et les *Fruits* de toute espèce compléteront la liste des aliments recommandés aux tuberculeux.

Quant aux *boissons*, vous concevez que la nécessité de ménager prudemment le *foie* implique l'*usage très modéré* du vin, de la bière et de toutes les boissons alcoolisées. *L'eau pure* ou *l'eau rougie* doivent être les boissons du tuberculeux.

Il y a un grand intérêt à ce que les *repas* soient pris à des heures très régulières et suffisamment espacées ; 3 repas et un goûter à 4 heures sont donc seuls nécessaires. Pour assurer une digestion facile et une bonne assimilation, ils doivent être assez longs pour permettre une soigneuse mastication des aliments (environ 45 minutes), mais il n'y a pas lieu de les prolonger outre mesure.

A propos de l'alimentation des tuberculeux, je dois vous signaler la méthode de traitement, à la fois hygiénique et médicamenteuse, basée sur la *reminéralisation* et surtout la *recalcification* de l'organisme, imaginée par un dentiste à la suite de ses observations aboutissant à l'hypothèse que la tuberculose produisait une déminéralisation et surtout une décalcification de l'organisme.

Cette méthode, que vous connaissez sans doute sous le nom de *traitement de Ferrier*, consiste, d'une part, à éviter tous les aliments et les boissons acides qui peuvent accroître la désassimilation des sels minéraux; d'autre part, à administrer ceux-ci sous forme d'eaux minérales et de sels de chaux en nature. On administre ces derniers à l'état de phosphate tribasique de chaux et de carbonate de chaux, insolubles dans l'eau, mais qui se solubilisent dans l'estomac au contact de l'acide chlorhydrique du suc gastrique, et qui sont donnés 1 ou 2 fois par jour à petites doses.

Cette méthode, vivement prônée par les uns, et non moins vivement combattue par les autres, rend certainement service dans certains cas, bien définis par l'investigation médicale; mais dans beaucoup d'autres elle ne m'a pas paru donner des résultats supérieurs ni même équivalents au traitement classique, et elle ne semble pas mériter une *généralisation* conseillée, avec un peu trop d'empressement peut-être, par certains auteurs.

Les moyens médicamenteux du traitement de la tuberculose, et leurs *adjuvants*, sont, je vous l'ai dit, d'une importance accessoire, mais certains d'entre eux possèdent néanmoins une incontestable efficacité, consacrée par une expérience souvent très ancienne. Ce sont :

L'huile de foie de morue, qui est moins un remède qu'un *aliment très utile*, un *aliment d'épargne*, qui a sur l'organisme des *effets stimulants*. Elle est surtout à employer, ainsi que Perceval le proposa pour la première fois il y a 120 ans, chez les tuberculeux sans fièvre qui peuvent la digérer.

Elle renferme des substances grasses et aussi des composés phosphorés et des alcaloïdes, qui paraissent stimuler le système nerveux et augmenter l'appétit; aussi son usage engraisse-t-il rapidement les malades.

On doit préférer aux huiles blanches et noires les *huiles fauves et blondes;* l'administration de l'huile de foie de morue doit se faire l'*hiver* et se limiter à la dose *bien tolérée* par chaque malade et qui varie de 2 cuillerées à soupe à un verre à bordeaux au maximum par jour.

Prise froide et à jeun, car l'estomac vide s'en débarrasse plus aisément, elle est généralement bien supportée, et je me suis toujours bien trouvé chez mes malades d'en suspendre l'emploi deux jours consécutifs par semaine et une semaine par mois, afin de permettre l'élimination des substances grasses absorbées en excès.

La *glycérine*, qu'on peut administrer à la dose de 40 grammes par jour, additionnée d'une goutte d'essence de menthe et de 10 grammes de cognac, à prendre en 2 ou 3 fois, soit au moment des repas, soit dans leur intervalle.

L'*arsenic*, qui agit surtout par l'influence favorable qu'il exerce sur la nutrition, mais dont l'emploi doit être prudemment réservé aux tuberculeux non dyspeptiques et qui ne sont pas enclins aux hémoptysies. C'est donc un médicament à n'employer que sur les indications formelles et détaillées du médecin.

Vous savez que son mode d'administration le plus commun est, de nos jours, l'*injection sous-cutanée*, pratiquée tous les jours, tous les deux jours ou 3 fois par semaine pendant 12 à 15 jours, par séries séparées par des intervalles d'arrêt, et qu'on emploie l'arsenic de cette façon sous forme de cacodylates de soude, de fer ou de chaux, à des doses variables de 0,05 à 0,10 par jour. Le cacodylate de gaïacol, l'arséniate de soude, ou les méthylarséniates de soude, comme l'arrhénal, sont également en faveur.

Quand la voie stomacale est préférée, on emploie généralement la *liqueur de Fowler* en un certain nombre de gouttes au début du repas.

Les préparations phosphorées calciques, et en particulier le *glycérophosphate de chaux*, sont souvent de précieux auxiliaires. On peut employer le glycérophosphate de chaux allié à des préparations de noix vomiques, comme les gouttes amères de Baumé, pour en faire des vins reconstituants.

Les *adjuvants* des moyens médicamenteux consistent en certains moyens physiques, qui donnent de bons résultats, surtout si on sait les combiner bien à propos, et obtenir des malades qu'ils les emploient d'une façon régulière et constante. Certains d'entre eux donnent même souvent, dans ces conditions, des résultats supérieurs à beaucoup de remèdes.

Les principaux de ces adjuvants sont :

La stimulation cutanée sous forme de frictions faites sur tout le corps à l'aide d'un gant de flanelle ou de crin, imbibé ou non d'eau de Cologne et d'essence de térébenthine.

Les bains salés et l'hydrothérapie tiède, qui agissent de la même façon en stimulant les fonctions de la peau et en activant la circulation périphérique

La gymnastique respiratoire, utile au début quand elle est instituée avec prudence et surveillée étroitement, pour combattre l'insuffisance fonctionnelle du poumon et accroître la capacité respiratoire.

Et enfin *l'héliothérapie*, véritable bain d'air et de soleil, qui constitue un procédé d'une grande efficacité sur les *tuberculoses externes ou chirurgicales*, mais qui présenterait de graves dangers chez les tuberculeux pulmonaires qu'elle exposerait à de fâcheuses congestions.

Quand l'héliothérapie est indiquée, par exemple pour le traitement d'un abcès froid, on procède par lente progression, en commençant par un quart d'heure d'exposition au soleil, puis une demi-heure, et ainsi de suite, sans s'effrayer de la pigmentation noire produite par l'insolation sur les téguments. Ce traitement physique doit d'ailleurs, tout comme les traitements médicamenteux, être *indiqué, institué* et *dirigé* par *le médecin.*

Nous en arrivons enfin à la :

Médication antibacillaire proprement dite, qui, comme je vous l'ai dit au début de cette leçon, n'a pas encore donné de résultats satisfaisants, *l'agent thérapeutique spécifique de la tuberculose étant*

encore à trouver, et peut être considérée comme pratiquement inexistante.

Certains *médicaments antiseptiques*, qui entravent la végétation des bacilles dans les cultures de laboratoire, paraissent cependant avoir une certaine action contre les bacilles vivant dans l'organisme. Tels sont :

La *créosote* et ses dérivés, le gaïacol, le thiocol, qui, croit-on, s'éliminent par la voie pulmonaire et par conséquent au contact des lésions. Ils ne doivent, en raison de leur action irritante sur l'estomac, jamais être administrés par ingestion, mais par la voie hypodermique, en lavements ou en applications cutanées. Il en est de même de l'*eucalyptol*, qui est quelquefois employé dans le même but.

L'*iode*, qui, pour les mêmes raisons, ne doit jamais être introduit dans le *lait* sous forme de *teinture*, mais qui est cependant toléré en *ingestion*, sous forme de sirop *iodotannique*, ou associé au raifort sous forme de *sirop de raifort iodé*, qui doivent être donnés immédiatement avant les repas.

Quant aux *toxines*, *vaccins*, *sérums*, si nombreux que leur nombre même est garant de leur inefficacité, je ne m'attarderai pas à les énumérer, car il n'en est pas un seul qui puisse revendiquer la gloire d'être réellement curateur. La plupart de ces agents, prétendus spécifiques, sont d'ailleurs d'un emploi dangereux dont il sied de laisser aux médecins toute la responsabilité.

Aussi l'infirmière devra-t-elle bien se garder de prôner aux malades les remèdes de ce genre dont elle aura entendu parler, et dont il faut une compétence médicale étendue pour apprécier la valeur.

CASIER SANITAIRE ET OBSERVATION DES TUBERCULEUX.

L'infirmière de consultation ou de visite à domicile, pour remplir dignement son rôle de collaboratrice du médecin, doit être à même de recueillir avec méthode et intelligence les renseignements qui concernent le malade et sa famille.

Ces renseignements devront être portés sur des *fiches d'observation* en ce qui concerne les malades, et sur des *fiches d'enquête sociale* en ce qui concerne le *ménage du malade et son entourage*.

Lorsque toutes les œuvres d'assistance aux tuberculeux, et en particulier les dispensaires spéciaux, se seront mis d'accord pour unifier ces méthodes statistiques, on aura réalisé ainsi le *casier sanitaire* des tuberculeux, et vous concevez, sans que j'aie besoin d'insister davantage, tous les avantages qui en résulteront pour la société dans sa lutte antituberculeuse.

Je ne saurais mieux faire à cet égard que de mettre sous vos yeux des *imprimés* établis à ce propos sur le modèle de ceux de l'office antituberculeux de Beaujon et qui sont à la fois très complets et minutieusement élaborés.

Verso de la fiche d'entrée.

Instructions hygiéniques.

1. Tenir sa fenêtre entr'ouverte jour et nuit.
2. Entretenir son appartement très proprement.
3. Se nettoyer souvent (bain ou lavage tiède général, chaque semaine).
4. Eviter les refroidissements, la grande chaleur, les poussières.
5. Chercher à avoir la meilleure alimentation possible.
6. Eviter les boissons alcooliques.
7. Eviter les excès de fatigue, de veille, etc. Dans les moments de repos, rester étendu.
8. S'habituer à ne tousser que lorsqu'on éprouve le besoin de cracher.
9. Cracher dans un crachoir contenant un antiseptique.

SOCIÉTÉ FRANÇAISE DE SECOURS AUX BLESSÉS MILITAITES

HOPITAL-ÉCOLE

CONSULTATION

pour la prophylaxie et le traitement de la tuberculose.

Nº d'ordre : .... *Date :* ....

Nom : ....

Profession : .... *Domicile :* ....

Consultation du Docteur : ...... **le** ...... **à** ...... **heures.**

Rapporter cette Carte à toutes les Consultations.

Modèle de fiche d'entrée à remettre à chaque malade et à remplir par la surveillante.

SOCIÉTÉ FRANÇAISE DE SECOURS AUX BLESSÉS MILITAIRES
HOPITAL-ÉCOLE

CONSULTATION pour la prophylaxie et le traitement de la Tuberculose

ENQUÊTE SOCIALE

N° .... Date .... Dame assistante ....

Famille .... Demeurant ....

1° Composition du Ménage

Age et profession du chef de famille .	
Age et profession de la mère.	
Age, sexe et profession des enfants vivants et des autres membres du ménage (parents, enfants adoptifs, etc.). .	
Enfants décédés, cause et âge du décès.	

2° Évaluation des ressources de la famille

Revenu brut du ménage avant la maladie.	
Revenu brut du ménage depuis la maladie	
Des membres du ménage chôment-ils, lesquels et depuis combien de temps ?	
Quelle est la cause du chômage ? . .	
Quel est le résultat du chômage au point de vue des ressources ?	
Le ménage reçoit-il des secours de l'Assistance publique et lesquels ? . . .	
Le ménage reçoit-il des secours d'œuvres d'assistance privée et lesquels ?	
Le ménage est il affilié à une société de Secours Mutuels ou à une œuvre donnant des secours en cas de maladie, laquelle et quels secours en reçoit-il ?	
En dehors des charges résultant de l'entretien du ménage, en existe-t-il d'autres (secours à des parents, dettes, etc.) et quel en est le montant annuel ?	
Quel est le montant du loyer ?	

N.-B. — *Feuille remplie par la Dame visiteuse et contrôlée à domicile dans l'année. Faite en double pour le médecin et pour le service sanitaire.*

3° Alimentation

Comment le ménage s'alimente-t-il et par qui sont préparés les repas des divers membres de la famille ? . . .

Le ménage s'approvisionne-t-il à des Coopératives ? . . . .

Nombre et composition des repas ? . .

Boisson préférée, quantité absorbée par jour. . . . .

Existe-t-il des antécédents familiaux ou des habitudes alcooliques ? . . . . .

4° Vêtements

Le ménage et en particulier les malades ont-ils des vêtements chauds et propres ? . . . .

Le ménage a-t-il des draps, des couvertures et du linge en quantité suffisante ? . . . .

Où et comment se fait la lessive ? . .

Où et comment sèche-t-on le linge ? .

5° Conditions du travail

La famille tient-elle un commerce et quel en est le revenu ? . . . . . .

Les professions exercées par les membres malades de la famille sont-elles pénibles ? . . . .

Travaillent-ils à domicile, dans un atelier, un bureau, etc. ? . . . .

Les locaux où ils travaillent sont-ils salubres ?. . . . .

Y existe-t-il, à leur connaissance, des tousseurs et des cracheurs ? . . . .

Salaire et heures de travail de chacun des membres du ménage . . . . .

Nom et adresses des patrons . . . . .

6e Situation des enfants

Les jeunes enfants sont-ils placés aux crèches ou chez les gardeuses? . . .	
Les enfants plus âgés sont-ils dans une école? Laquelle?	
Où passent-ils leur temps en dehors des heures de classe?	
La famille consentirait-elle, le cas échéant, à se séparer des enfants pour les envoyer :	
1° En colonie de vacances	
2° A l'Œuvre de la Préservation de l'Enfance	

Hygiène générale et éducation

Comment le malade a-t-il connu le Dispensaire?	
Observe-t-il des règles d'hygiène, soins de propreté?.	
A-t-il connaissance des dangers de la tuberculose et de la pratique de l'hygiène antituberculeuse, et comment a-t-il acquis ces connaissances?	
Où crache-t-il?	

Conclusions de l'enquête

ENQUÊTE SUR LE LOGEMENT

1. Salubrité du quartier . . . . . .

2. Largeur, insolation et salubrité de la rue . . . .

3. Situation hygiénique de la maison (eau, water-closets, cour) . . . . .

4. Combien de ménages et de personnes l'habitent?. . . . .

5. Situation exacte du logement. . .

6. Depuis combien de temps le ménage l'occupe-t-il ?. . . . .

7. Comment est-il éclairé, aéré, chauffé, approvisionné en eau?. . .

8. Est-il exposé à des émanations insalubres ?. . . . .

9. De combien de pièces se compose-t-il et combien de chambres à coucher, combien de lits dans chaque ?

10. Le malade occupe-t-il une chambre ou un lit seul ? . . . .

11. La chambre occupée par le malade est-elle suffisamment aérée et permet-elle l'isolement du malade à domicile ?. . . . .

12. Le logement est-il propre, comment est-il nettoyé?. . . . .

13. Le mobilier, la literie, sont-ils en bon état ou non ? . . . .

14. La désinfection ou l'assainissement du local peuvent-ils être effectués sans qu'aucun préjudice en résulte pour le malade ? . . . .

15. Le malade reste-t-il chez lui ou sort il : Pour travailler ? Pour se promener? . . . .

16. Où les divers membres de la famille passent-ils le jour du repos hebdomadaire ? . . . .

FICHE DE FAMILLE

N° du malade .... **Noms et prénoms** ....
Domicile .... **Arrondissement** .... **Lieu de naissance** ....
Date d'arrivée à Paris .... **a changé de domicile (et date)** .... **Arrondissement** ....

Renseignements à son Entrée.

Age .... ***Profession*** .... ***Est-il marié?*** .... ***(et depuis quand)?*** ....
Que fait son conjoint? ....
Combien a-t-il d'enfants? .... ***leur âge?*** .... ***Que font-ils?*** ....
A-t-il perdu des parents ou enfants? .... ***de quelle maladie?*** ....
Par qui a-t-il envoyé? .... ***est-il déjà aidé (et par qui)?*** ....
A-t-il déjà été recueilli? (hôpital, sanatorium, œuvres) ....
Quel est son loyer? ....
Est-il déjà venu à la consultation (et quand)? ....
Travaille-t-il (et où)? ....

Observations diverses : ....

N. B. — *Fiche établie et gardée par la Visiteuse pour enquête sociale. Cases pour évolutions successives.*

FICHE D'ENFANT

N° du malade .... **Nom et prénoms** ....

Domicile .... **Arrondissement** .... **Lieu de naissance** ....

Date d'arrivée à Paris .... **a changé de domicile (et date)** .... **Arrondissement** ......

Renseignements à son Entrée.

Age ...... ***profession du père*** .... ***de la mère*** .... ***gain total*** ......

Combien y a-t-il d'enfants? .... ***leur âge? Que font-ils?*** ....

Combien y a-t-il d'enfants morts? ...... ***de quelle maladie?*** ....

Par qui est-il envoyé? ....

A-t-il déjà été recueilli? ....

A-t-il déjà été à la campagne? ....

Par quelle œuvre? ....

Quelle école? ...... ***Combien de loyer?*** ...... ***Composition du logement*** ......

Quand est-il venu à la consultation? ....

Observation : ....

N. B. — *Fiche établie et gardée par la visiteuse pour enquête sociale. Cases pour évolutions successives.*

SOCIÉTÉ FRANÇAISE DE SECOURS AUX BLESSÉS MILITAIRES

HOPITAL-ÉCOLE

CONSULTATION

pour la prophylaxie et le traitement de la tuberculose

N° d'ordre Date d'entrée :

OBSERVATION MÉDICALE *(Enfant)*

M. *demeurant*

âgé de *né à*

arrivé à Paris *École*

Date de début de la maladie

Diagnostic clinique et étiologie

Antécédents héréditaires

Antécédents personnels

Indiquer si l'enfant a été :
- Nourri au sein, combien de mois
- Allaité artificiellement
- Ou soumis à une autre nourriture

L'enfant marche-t-il ?
- Si oui : A quel âge ?
- Si non : A-t-il marché ? A quel âge et pendant combien de temps ?

EXAMEN DU MALADE

Aspect général

Taille

Poids

Température

N.B. — *A remplir par le médecin.*

Examen des Organes respiratoires

TRAITEMENT

EXAMEN LOCAL

Ganglions

Poumon

Cœur

Appareil digestif

Système osseux

Dentition

Organes des sens

Peau et cuir chevelu

Articulations

Observations particulières

SOCIÉTÉ FRANÇAISE DE SECOURS AUX BLESSÉS MILITAIRES
HOPITAL-ECOLE

CONSULTATION pour la Prophylaxie et le Traitement de la Tuberculose

N° d'ordre : .... **Date :** .... **Médecin consultant, M** ....

L ... *nommé* .... *Profession :* ....

Age ...., *Marié à (âge)* .... *enfants vivants,* .... *enfants morts.*

Domicile .... *lieu de naissance* ....

Date de l'arrivée à Paris .... *Salle de cure N°* ....

Antécédents héréditaires.
Arthritisme, Tuberculose, Scrofule, Alcoolisme, etc., des ascendants ou des collatéraux.

Antécédents personnels.
Maladies ou circonstances ayant dû influencer la santé, sort des descendants, du conjoint. Arthritisme, Scrofule, etc., du sujet.

Causes de la prédisposition.
Hérédité, Faiblesse de constitution, Privations, Alcoolisme ; Contagion prolongée ; Surmenage intellectuel, physique, génital ; Chagrin ; Insalubrité des locaux de travail ou d'habitation (poussières, humidité, défaut de lumière ; Refroidissements ; Maladies ; Accidents professionnels.

Date et mode du début de la Maladie.

Marche de la Maladie.

Taille du sujet .... Périmètre thoracique (au niveau des mamelons) ....

Tempér. axillaire .... Temp. rectale (après 1 minute) — 28° .... Total ....

N.B. — *Observation du Malade et évolution de la Maladie.*

Visite { Infirmière :
Médecin .

EXAMEN DU MALADE

			DATE	DATE	DATE
1° Toux (fréquence et nature)					
2° Expectoration.	Quantité, aspect				
	Examen microscopique				
	Hémoptysie				
3° Oppression					
4° État des Organes de la Respiration.	Voies respiratoires supérieures (Pharynx, Nez, Larynx)				
	Poumon droit.	en avant			
		en arrière			
	Poumon gauche.	en avant			
		en arrière			
5° État des Organes et des fonctions de la digestion.	Estomac (Appétit, troubles fonctionnels).				
	Intestins (Diarrhée, constipation. etc.)				
	Foie				
6° État des Organes et fonctions de la circulation					
7° État des autres organes.	Squelette				
	Ganglions				
	Peau				
	Fonctions génito-urinaires				
8° État général.	Aspect				
	Forces				
	Poids				
	Capacité de travail				
9° Rapport de l'état général à l'état local					
10° Température et pouls					
11° Sueurs nocturnes					
12° Traitement					

HUITIÈME LEÇON

HUITIÈME LEÇON

Les soins spéciaux et les soins d'urgence que l'infirmière peut avoir à donner à des tuberculeux (***Hémoptysies, toux, dyspnée, points de côté, pneumothorax, fièvres, sueurs profuses, troubles digestifs, vomissements***).

LES SOINS SPÉCIAUX ET LES SOINS D'URGENCE QUE L'INFIRMIÈRE PEUT AVOIR A DONNER A DES TUBERCULEUX.

Il ne nous reste plus, pour compléter les notions qui sont utiles à l'infirmière antituberculeuse, qu'à étudier les *soins spéciaux* et les *soins d'urgence* qu'*elle peut avoir à donner aux tuberculeux.*

La tuberculose est en effet la maladie par excellence des petits et des grands malaises, des accidents et des complications imprévus, pour lesquels l'infirmière d'hôpital ou l'infirmière de visite seront appelées bien souvent avant le médecin. Il faut donc qu'*avant l'arrivée de ce dernier* elle soit en possession des moyens susceptibles de soulager les malades ou de parer à un danger menaçant.

De tous ces accidents, un des plus communs sont les *hémoptysies* ou crachements de sang, qui, bien que n'étant pas le monopole de la tuberculose, sont fréquentes à toutes les époques de cette maladie, puisque 20 à 50 % des tuberculeux en présentent au cours de son évolution.

Très rares chez les enfants, exceptionnelles chez les individus âgés de plus de 45 ans, elles se produisent surtout chez les adultes, c'est-à-dire de 20 à 35 ans.

Comment se produit l'hémoptysie? Elle peut se produire brusquement : sans aucun avertissement le malade rejette du sang à la suite d'un effort de toux. Mais, beaucoup plus souvent, l'accident est annoncé par une sorte d'angoisse *rétrosternale*, un picotement de l'arrière-gorge, une sensation de bouillonnement dans la trachée et un goût de sang dans la bouche. Dans ce cas, qu'il y ait toux ou non, la bouche se remplit de sang que le malade expulse sans effort et qui est pur, rouge, aéré et spumeux. Après des expulsions plus ou moins répétées de sang presque pur, celles-ci s'espacent et le malade expectore des crachats d'abord sanguinolents, puis simplement mêlés de caillots; et l'accident s'arrête là, du moins en ce qui concerne l'hémoptysie du début ou de la deuxième période de la tuberculose pulmonaire.

Généralement, en dépit de ce qu'ont pu croire le malade et son entourage, la quantité de sang ainsi expulsée ne dépasse pas 100 à 200 grammes. On conçoit donc que le crachement de sang ne soit pas, dans ces conditions, bien menaçant pour l'existence.

Au contraire, à la période terminale de la phtisie, la quantité de sang rejetée peut être *considérable*, même d'emblée, même dès la première hémoptysie; le malade peut rendre, sans cause apparente ou à la suite d'un effort, d'une quinte de toux, une quantité de sang atteignant parfois plusieurs litres; si bien qu'une hémoptysie ou plusieurs hémoptysies de ce genre peuvent déterminer la mort.

Cependant le *mécanisme de l'hémoptysie* est le même dans les deux cas : à la faveur de l'ulcération d'un vaisseau pulmonaire par le développement des lésions tuberculeuses, et sous l'influence occasionnelle d'une augmentation générale ou locale de la pression sanguine, ce vaisseau se rompt, et le sang, par les bronches et les voies aériennes supérieures, est rejeté au dehors.

Seulement dans le premier cas, celui de l'hémoptysie du début, le vaisseau lésé est tout petit et s'obture facilement par les caillots; dans le second cas, celui de l'hémoptysie de la période terminale, c'est un gros vaisseau du poumon qui s'est rompu, et l'hémorragie est le plus souvent irréductible et mortelle.

Aussi les effets des moyens opposés à l'hémoptysie sont-ils utiles dans les hémoptysies *précoces*, nuls dans les hémoptysies *tardives*.

Cependant, en face des unes ou des autres, il faut, sans préjuger des résultats probables, faire tout son possible pour arrêter un accident, qui, quelquefois très grave, présente toujours de sérieux inconvénients.

Vous savez qu'en thérapeutique les moyens préventifs l'emportent toujours sur les autres en vertu de l'axiome très judicieux « Mieux vaut prévenir que guérir ».

Le meilleur traitement de l'hémoptysie est donc d'en prévenir les causes, c'est-à-dire de garantir les malades contre tout ce qui pourrait augmenter la *pression générale du sang* ou *sa pression pulmonaire.*

Tout tuberculeux devra donc être instruit à éviter les efforts de toute espèce : marche, course rapide ou en montée, port de fardeaux, mouvements brusques et violents, sports comme le tennis, l'escrime, la bicyclette, et surtout les efforts portant spécialement sur l'appareil respiratoire : exercice public de la parole, cris, chant, etc...

Je vous ai déjà dit que dans ce but on devait lui apprendre à maîtriser sa toux, à la limiter en fréquence et en intensité au strict nécessaire pour amener l'expectoration. Et à ce propos aussi je vous ai signalé que la gymnastique respiratoire devait être réservée aux indications et à la direction du médecin.

Pour les mêmes raisons on recommandera aux malades de ne pas s'exposer aux variations brusques de la température ou de la pression atmosphérique, de se méfier des orages et des grands vents, d'éviter le froid ou l'humidité des pieds, et en général toutes les causes de refroidissement.

Je vous ai dit aussi les dangers, à cet égard, de l'insolation intense et directe surtout pour la partie supérieure du corps.

C'est encore pour cela qu'on ne doit jamais permettre aux tuberculeux à tendances congestives l'hydrothérapie froide sous toutes ses formes et qu'on doit leur défendre les excès de table et les excès alcooliques, l'usage du café ou du tabac, et jusqu'aux émotions trop vives.

Toutes ces causes agissent en modifiant la circulation générale ou locale et on s'explique ainsi pourquoi la *suppression des époques*, fréquente chez les femmes tuberculeuses, les expose plus particulièrement, aux périodes mensuelles qui leur correspondent, aux hémoptysies.

Avant d'en finir avec les causes favorisantes des crachements de sang et les moyens de les éviter, laissez-moi vous rappeler que c'est en grande partie dans le même but qu'il faut laisser exclusivement au médecin la *prescription du traitement des tuberculeux :* en effet, l'emploi inopportun de certains médicaments arsénicaux, iodiques, ferrugineux ou créosotés, l'application intempestive de révulsifs comme les ventouses, les pointes de feu, et même aussi anodins que l'iode ou les sinapismes, peuvent favoriser l'apparition des hémoptysies.

Si, en dépit des mesures préventives les plus méticuleuses, l'accident se produit, et si *on se trouve en présence d'une hémoptysie, que doit-on faire?*

D'abord, il ne faut pas perdre la tête. C'est d'autant plus indispensable que, devant le crachement de sang, très redouté du malade et de son entourage (car pour le commun du public le crachement de sang est à la fois la preuve indubitable de la tuberculose et l'indice que le tuberculeux est perdu), tout le monde sera affolé.

La vue du sang, toujours si impressionnante, est d'ailleurs particulièrement émouvante quand ce sang est rejeté par la bouche, et *provient d'une plaie sur laquelle on ne peut mettre le doigt pour arrêter l'hémorragie.*

Donc, avant tout, gardez votre sang-froid, en vous disant qu'au début de la tuberculose on a toujours tout son temps pour arrêter une hémoptysie, d'ailleurs peu redoutable, et qu'à la période terminale le traitement, s'il est toujours nécessaire, est le plus souvent une intervention platonique.

En gardant votre calme, vous l'obtiendrez d'ailleurs plus facilement du malade et de ceux qui l'entourent, et c'est là une des premières conditions du traitement de l'hémoptysie.

Vous conseillerez également au malade de ne faire aucun effort ni pour rejeter le sang, ni pour le retenir. Il devra être *mis au lit,* s'y tenir à *demi assis,* le corps soutenu par des oreillers, et garder un *repos absolu* et un *silence complet.* En un mot il sera aussi *passif* que possible, et vous userez pour cela de toute votre influence, tout en le rassurant et en lui affirmant le peu de gravité de l'accident.

C'est là la partie peut-être la plus efficace du traitement, et elle vous permettra généralement d'attendre l'arrivée du médecin qui donnera des instructions pour le compléter.

Toutefois, en présence d'une forte hémoptysie, il pourra être bon de faire prendre au malade quelques gouttes d'éther sur un morceau de sucre, ou de lui faire sucer pour déterger la bouche de petits morceaux de glace.

Vous pourrez encore, si vous avez sous la main des *ampoules de 1 cm^3 de nitrite d'amyle,* en briser une, en répandre le contenu sur un mouchoir ou une compresse, que vous placerez sous le nez du malade.

Le nitrite d'amyle est un corps très volatil, qui provoque une vaso-dilatation des vaisseaux sanguins périphériques. Le sang est ainsi appelé vers les téguments, et la pression du sang dans les organes profonds, et en particulier les poumons, s'en trouve d'autant diminuée.

L'application du nitrite d'amyle en inhalation doit se faire sous le contrôle du pouls et de l'aspect du visage : quand ce dernier devient rouge, en même temps que le pouls diminue d'amplitude, c'est signe que l'effet recherché est obtenu, et on doit alors cesser l'inhalation.

Quelques sinapismes sur les membres inférieurs (mollet ou face interne des cuisses) pourront encore produire de bons résultats; quant à la révulsion locale, thoracique, il faut laisser le médecin juge de son opportunité, car elle pourrait être dangereuse.

Il va sans dire qu'aucun aliment solide ne doit être donné à l'individu atteint d'hémoptysies. Seuls les liquides : lait, bouillon de légumes, seront donnés en petites quantités et à des intervalles aussi éloignés que possible.

Pour le reste, le traitement est uniquement du ressort du médecin. Mais l'infirmière d'hôpital ou l'infirmière visiteuse pourront prévoir que celui-ci aura peut-être recours à une injection de *morphine* ou de *chlorhydrate d'émétine* ou de *guipsine* et préparer seringue et ampoules à cette intention. Ces médications à base d'opium, d'ipéca ou de principes actifs du gui, agissent en effet en abaissant la pression sanguine très notablement.

Je dois vous mettre ici en garde contre l'emploi de *l'ergotine*, qui jouit d'une grande réputation comme hémostatique, mais qui présente de graves inconvénients, parce que, au rebours des médicaments que je viens de citer, elle agit en provoquant la vaso-constriction des vaisseaux et détermine en conséquence l'augmentation de la pression sanguine intra-pulmonaire.

Vous éviterez d'ailleurs toute erreur fâcheuse en vous en tenant à ce principe formel que le *traitement médicamenteux de l'hémoptysie est du domaine strictement médical.*

La toux n'est pas un accident de la tuberculose, c'est un de ses symptômes capitaux.

Je vous ai déjà indiqué la discipline à inculquer aux malades pour les amener à ne *tousser que quand cela est utile.*

Toutefois, même chez les malades ainsi disciplinés, la toux peut devenir un phénomène pénible et rebelle, sous l'influence de la fatigue, d'un refroidissement ou de l'ingestion des aliments.

Il importe alors d'en soulager le malade, soit en lui faisant prendre des infusions chaudes additionnées d'une cuillerée de sirop de tolu, de codéine ou d'héroïne, soit en employant des calmants prescrits par le médecin, comme la morphine, l'héroïne ou le pantopon, en comprimés ou en injections hypodermiques.

Pour la toux comme pour le crachement de sang, le calme moral, le repos physique, le silence, sont d'excellents préventifs que vous n'oublierez pas de recommander et même d'imposer au malade.

La dyspnée, ou essoufflement marqué, est un phénomène moins fréquent que la toux, mais qui vient assez souvent encore importuner cruellement les tuberculeux, surtout dans les formes aiguës, les poussées congestives de la tuberculose, ou à l'occasion de complications comme la bronchite, les affections pulmonaires inflammatoires ou l'asthme et l'emphysème.

Ce symptôme, fort pénible, est la conséquence de la limitation de la capacité respiratoire par les lésions pulmonaires tuberculeuses. Le poumon, fonctionnellement insuffisant, ne peut faire les frais d'aucun effort respiratoire supplémentaire. Aussi, avant d'attribuer la dyspnée à une complication pleurale ou pulmonaire, qui nécessiterait l'intervention du médecin, faudra-t-il vous assurer qu'elle n'est pas simplement le résultat d'un effort intempestif : mouvements brusques, soulèvement d'une charge, marche, course ou montée imprudentes, et même d'un changement de pression barométrique.

Dans ce cas elle serait de peu d'importance et céderait d'ailleurs facilement, sa cause provocatrice étant supprimée, à un traitement anodin dont l'infirmière pourra prendre la responsabilité : repos au lit dans la position demi-assise, révulsion pulmonaire sous forme de ventouses ou de sinapismes sur la poitrine et dans le dos, petits calmants opiacés, comme l'opium, la morphine, la codéine, l'héroïne en pilules, comprimés ou sirop.

Au cas où ces précautions et cette médication élémentaires n'amèneraient pas la disparition de la dyspnée, vous devriez prévenir immédiatement le médecin, qui, seul, pourra en apprécier l'importance, en démêler les causes et en instituer le traitement.

Les points de côté, très fréquents au cours de l'évolution des tuberculoses, devront eux aussi attirer votre attention, parce que, s'ils peuvent être déterminés par des causes banales : courbature musculaire, névralgie, rhumatisme, ils peuvent aussi être un des premiers indices de complications graves du côté du poumon et de la plèvre, comme la pleurésie ou la pneumonie.

Là encore, ce n'est pas à vous à faire le diagnostic de leur cause, ni à interpréter leur importance. Efforcez-vous d'en débarrasser votre malade, soit par l'application d'un cataplasme de farine de lin, d'une compresse humide laissée à demeure, ou d'un bandage de corps, qui réalisera le *repos du thorax* en limitant ses mouvements, soit en appliquant un cataplasme sinapisé et des ventouses; et si ces moyens simples ne réussissent pas, prévenez le médecin, car l'apparition d'un point de côté tenace n'est jamais un symptôme à négliger.

En dehors de la pleurésie et de la pneumonie, par exemple, il peut être dû à l'existence d'un *pneumothorax*, accident causé par la *présence de l'air dans la cavité pleurale*, et qui mérite quelques explications particulières.

Vous devez vous rappeler que la *plèvre*, enveloppe du poumon, est formée de deux feuillets distincts, l'un *viscéral*, intimement uni à la surface externe du poumon, l'autre *pariétal*, qui tapisse la paroi thoracique en contact avec le poumon, et que ces feuillets, qui, en glissant l'un contre l'autre, facilitent les mouvements du poumon dans la cavité thoracique, sont séparés par un espace virtuel, l'espace interpleural, qui forme un sac clos de toutes parts.

Si des gaz ou des liquides sont introduits dans cet espace, ils en distendent les parois comme celles d'un ballon ou d'une outre. Quand c'est de l'air qui remplit le sac pleural, on dit qu'il y a *pneumothorax*.

Chez les tuberculeux, et c'est presque toujours à la première période, voici, lorsqu'il est soudain, comment se produit habituellement le pneumothorax : des tubercules siègent au-dessous de la plèvre viscérale, celle qui adhère intimement à la surface du poumon; si l'un d'eux s'ulcère, il peut donc entraîner la nécrose d'une ou plusieurs alvéoles pulmonaires et en même temps de la portion de la plèvre correspondante; il en résulte un petit trou qui fait communiquer la cavité pleurale avec le poumon et par suite avec les bronches, et par lequel à chaque respiration l'air pulmonaire est introduit dans la cavité pleurale.

Si l'orifice de communication pleuro-pulmonaire reste libre, l'air introduit au moment de l'expiration ressort de la cavité pleurale sous l'influence de l'inspiration, sa quantité reste limitée et sa présence intermittente. Mais s'il s'est produit une sorte de petit clapet de tissus, disposé de telle façon que l'air introduit dans la cavité pleurale ne puisse plus s'échapper dans la cavité pulmonaire, le *pneumothorax* a une tendance à augmenter à chaque respiration. Dans ce cas de *pneumothorax à soupape*, le sac pleural, de plus en plus distendu par l'air, refoule le poumon contenu avec lui dans la cage thoracique inextensible et l'y comprime. Et cette compression du poumon (qui limitée à un léger degré aurait pu être favorable à la guérison des tubercules, puisque le *pneumothorax artificiel*, par introduction chirurgicale d'air ou de gaz dans la plèvre a été érigé en méthode curative) aboutit à l'asphyxie progressive plus ou moins rapide.

Les symptômes du pneumothorax éclatent brusquement : Après un point de côté violent, très violent, le sujet est pris d'une *dyspnée* intense, qui le contraint à s'asseoir sur son lit pour faciliter sa respiration; il ne peut s'étendre sur le dos et fait des efforts considérables pour lutter contre l'oppression. L'angoisse se traduit par son regard anxieux et sa face est cyanosée; le malade, dont la voix est éteinte, ne peut se faire comprendre que par gestes.

En raison de la gravité du pneumothorax, il faut donc vous rappeler que l'apparition d'une dyspnée accentuée, succédant à un point de côté violent, peut en être l'indice; et, après l'épreuve des petits moyens déjà signalés, il faut, si leur emploi échoue, prévenir immédiatement le médecin, qui prescrira sans doute tout d'abord une injection calmante de morphine, et, peut-être, décidera de pratiquer une *thoracentèse* pour retirer par aspiration l'air de la plèvre, absolument comme on en aspire le liquide au cas de pleurésie. Aussi ferez-vous bien de préparer le nécessaire et à tout le moins l'*aspirateur* avant son arrivée.

La fièvre a chez les tuberculeux une importance considérable, son apparition ou sa disparition coïncidant avec l'aggravation ou l'amélioration des lésions, ses modes et ses allures étant des indices précieux de la forme et des étapes de la maladie.

L'infirmière doit donc connaître dans ses moindres détails tout ce qui concerne la fièvre des tuberculeux.

Chez eux, plus encore que chez n'importe quels autres malades, il est tout à fait insuffisant de prendre la température buccale ou axillaire, soumise à de causes d'erreur constantes, et la température doit toujours être prise dans le *rectum*, seule façon d'obtenir des indications thermométriques précises. Quant au thermomètre employé, il doit être *vérifié* et *garanti*, et, au cas où on aurait le moindre doute sur son exactitude, on devrait comparer ses indications avec celles d'un *thermomètre étalon*, utilisé immédiatement après ou avant lui sur le malade.

Quand doit-on prendre la température des tuberculeux?

Cela varie avec les recommandations du médecin. *Dans les cas ordinaires, chez les malades non fiévreux en apparence*, il est bon de la prendre le *matin avant le lever*, le *soir après* le coucher, et aussi vers 2 heures de l'après-midi, afin de déceler les petites élévations de température non ressenties par le malade et si fréquentes au cours de la tuberculose pulmonaire.

Chez les tuberculeux fébricitants, il y a lieu de la prendre plus fréquemment, parfois jusqu'à 5 à 6 fois par jour, afin de bien déterminer l'allure et le type de la fièvre.

Celle-ci peut présenter en effet :

Le type continu : le malade n'a pas de rémission thermique bien marquée. Dès le matin, la fièvre atteint 38°5 et se maintient toute la journée à ce degré pour remonter le soir entre 39°5 et 39°9. C'est l'indice d'une forme grave et de pronostic peu favorable.

le type double, avec deux poussées fébriles *vers le milieu de la journée et le soir vers 9 heures.*

le type inverse, où l'hyperthermie se produit le matin.

le type hectique, qui caractérise la période terminale de la maladie, comporte une rémission matinale accentuée jusqu'à 36°8 à 37°, un grand frisson et des sueurs profuses vers le milieu de la journée, entre 2 et 4 heures, puis une poussée le soir jusqu'à 39°9 ou 40°. C'est, on le voit, un type à grandes oscillations quotidiennes.

Enfin, tout accident, tout malaise, tout symptôme nouveau apparu chez le malade doit provoquer la prise de la température, qui sera toujours pour le médecin une précieuse indication et permettra à l'infirmière d'apprécier l'importance plus ou moins grande du phénomène intervenu.

Le traitement capital de la fièvre chez les tuberculeux est, vous le savez déjà, la cure de repos et d'aération continue. Les médicaments antithermiques ne doivent être prescrits que par le médecin. Quels qu'ils soient : quinine, pyramidon, cryogénine, l'infirmière devra apporter tous ses soins à noter et observer soigneusement les détails donnés pour leur mode d'administration. Rappelez-vous à ce propos que les antithermiques donnés aux tuberculeux fébriles n'ont d'action efficace qu'administrés une heure au moins avant la poussée hyperthermique présumée.

L'infirmière devra observer aussi très attentivement leurs effets, et leur mode d'action, et là encore le thermomètre trouvera un judicieux emploi.

Les sueurs profuses qui sont fréquemment au cours de la tuberculose une source de gêne considérable, d'insomnie et de fatigue, sont un symptôme fâcheux qui indique une forme sérieuse. Il est parfois fort difficile d'en débarrasser les malades.

Une précaution indispensable à prendre à leur égard est de ne pas laisser les tuberculeux se couvrir en excès le jour, et principalement la nuit, car ces sueurs profuses sont surtout nocturnes. L'hygiène de la peau, l'hydrothérapie tiède, les frictions cutanées excitantes, à l'eau de Cologne, à l'alcool de lavande ou à l'alcool acétique sont généralement d'un bon effet et doivent être employées surtout le soir avant le coucher.

On emploie aussi des poudres de talc, de tannoforme, qu'on applique à la même heure sur les parties du corps où la transpiration est le plus abondante.

Quant aux médicaments : gouttes d'atropine, poudre d'agaric blanc (champignon de couche), il faut en laisser la prescription au médecin. L'infirmière doit pourtant savoir que ces médicaments ne doivent pas être donnés dans des infusions chaudes qui ont pour effet de provoquer la transpiration.

Le véritable traitement des sueurs profuses est d'ailleurs la cure de repos et d'aération, qui les fait rapidement disparaître, car ces sueurs sont causées par les toxines bacillaires et diminuent en conséquence en même temps que le nombre et la virulence des bacilles dans les lésions.

Les troubles digestifs, également fréquents, qu'on observe au cours de la tuberculose, sont très variés; mais les plus communs sont la *dyspepsie acide* due à l'hyperacidité chlorhydrique du suc gastrique, qui provoque des fermentations avec éructations acides et des digestions pénibles et douloureuses. Elle peut nécessiter un *régime alimentaire spécial* que le médecin aura naturellement à établir, ainsi qu'une médication alcaline comportant par exemple l'usage du *bicarbonate de soude* ou *des sels de Vichy*, destinés à neutraliser l'excès d'acide chlorhydrique au moment où il se produit dans l'estomac, c'est-à-dire environ une heure après les repas.

Les vomissements qui surviennent chez les malades tuberculeux sont souvent dus eux aussi à des troubles dyspeptiques, mais parfois c'est la *toux* (qui a pour origine l'excitation réflexe du nerf pneumogastrique produite par l'irritation de la muqueuse stomacale en contact avec les aliments) qui provoque le vomissement. Aussi y a-t-il intérêt à combattre la *toux alimentaire*, en agissant sur sa cause première : l'irritation de la muqueuse stomacale. On y réussira en employant l'eau chloroformée, les solutions de cocaïne ou d'héroïne, qui insensibilisent la muqueuse de l'estomac quand on les prend un peu de temps avant le repas.

On pourrait aussi faire une injection de *deux milligrammes et et demi* d'héroïne, mais sur l'avis formel du médecin seulement.

Rappelez-vous en effet que tous les stupéfiants comme la morphine, la cocaïne, l'héroïne, sont des médicaments dangereux, quand on ne les emploie pas à titre tout à fait exceptionnel.

Quand on en fait usage pour calmer des douleurs ou des accidents qui peuvent se répéter fréquemment, les malades les réclament d'autant plus impérieusement que leur action est efficace, et aussi que tous ces stupéfiants toxiques créent toujours un *état de besoin* chez les malades, état de besoin qui peut aller jusqu'à l'angoisse, et est l'origine de la manie des toxiques : morphinomanie, cocaïnomanie, héroïnomanie.

Beaucoup de tuberculeux hâtent leur fin, en devenant ainsi toxicomanes, parce que ceux qui les soignaient ne se sont pas assez méfiés des dangers suscités, chez des individus à système nerveux prédisposé, par l'emploi habituel de ces médications souveraines.

Les névralgies et principalement le *mal de tête* entraînant l'*insomnie* sont fréquentes chez les tuberculeux, et le plus souvent elles sont la conséquence de la *toux incessante*, favorisée par la position horizontale. C'est donc le plus souvent la toux qu'il faudra calmer pour remédier à ces inconvénients, laissant au médecin le soin de démêler la part des névralgies ou de l'insomnie dues à d'autres causes et justiciables de remèdes comme les antinervins, tels que l'aspirine, ou les hypnotiques comme le chloral.

Nous voici parvenus au terme de ces leçons.

Si je crois vous avoir dit à peu près tout ce qu'une infirmière doit connaître pour participer utilement à la lutte antituberculeuse, je ne me dissimule pas que mon enseignement comporte des lacunes, notamment en ce qui touche l'énumération des œuvres médico-sociales antituberculeuses. Mais mes devoirs militaires actuels ne m'ont pas permis de me livrer à une enquête approfondie sur ces institutions, d'ailleurs dispersées, et sans cohésion suffisante entre elles.

J'espère cependant vous en avoir assez dit pour vous faire nettement saisir l'importance du *Péril tuberculeux*, et avoir réussi à vous communiquer la foi qui m'anime à cet égard.

Vous êtes donc maintenant convaincues que ce péril est immense, imminent, et que nous serions, je veux dire tous les Français, *criminels*, en continuant de permettre que notre beau pays, si miraculeusement sauvé par ses fils, les premiers soldats du monde, au prix de tant de sacrifices et de sang, soit lentement et sournoisement détruit, conduit à une perte certaine, par la Tuberculose, alliée à l'Alcoolisme et à la Dépopulation.

Ces trois fléaux, je vous l'ai montré, sont étroitement unis dans le mal qu'ils nous causent ; ils doivent être combattus simultanément et, contre eux, l'Union sacrée est aussi nécessaire.

Puisque la guerre nous a réveillés de notre torpeur et affranchis de la tyrannie de l'égoïsme, il nous faut entreprendre la lutte contre ce triple fléau, non plus mollement, comme naguère, à nos moments perdus, en dilettantes, mais avec cette énergie, cette constance, je dirais volontiers ce fanatisme, que nous avons montrés pour la défense de la France par les armes, en nous levant tous, d'un sublime élan, à son appel.

Nous ne sommes pas en présence d'un problème insoluble, comme l'est actuellement celui du cancer. Le problème de la suppression de la Tuberculose n'offre aucune difficulté d'ordre scientifique : tous les éléments en sont connus, et sa solution tient tout entière dans cette formule : Hygiène, Salubrité.

Si nous parvenons à nous décider d'abord, à nous organiser ensuite et à coordonner nos efforts, si nous savons nous imposer, sans mesquinerie, les sacrifices nécessaires, nous pourrons, en quelques années, triompher de cette calamité publique. Faute de quoi, la France n'aura vaincu l'Allemagne que pour se laisser ensuite mourir de consomption !

TABLE DES MATIÈRES

La Chapelle-Montligeon (Orne). — Imp. de Montligeon. — 2968 2-19.

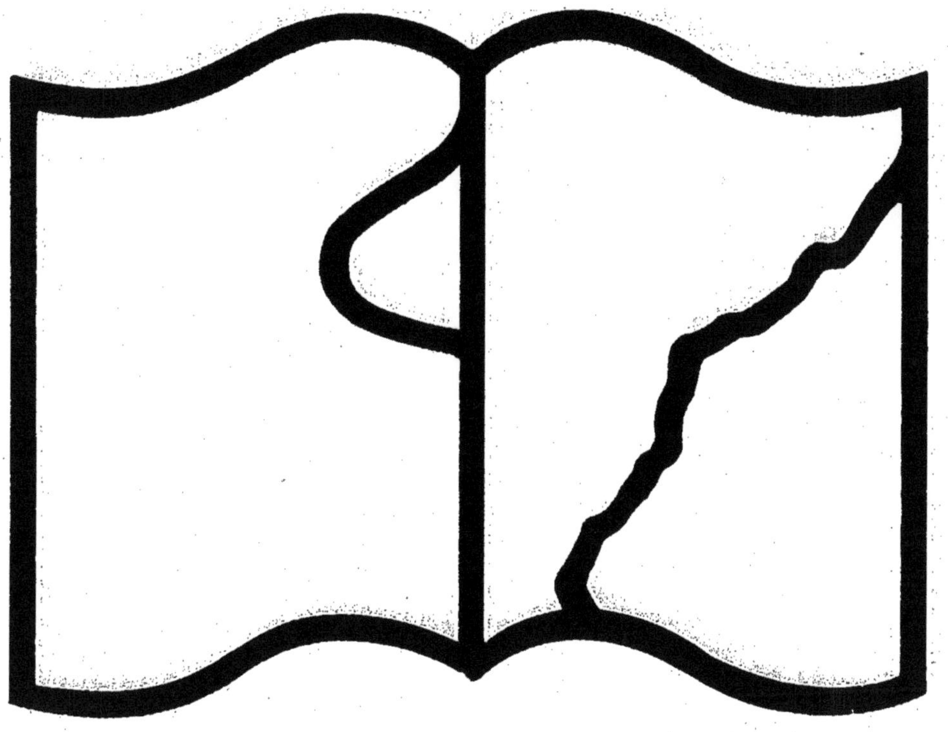

Texte détérioré — reliure défectueuse

NF Z 43-120-11

www.ingramcontent.com/pod-product-compliance
Ingram Content Group UK Ltd.
Pitfield, Milton Keynes, MK11 3LW, UK
UKHW020254250726
13967UKWH00004B/1685

9 782013 413596